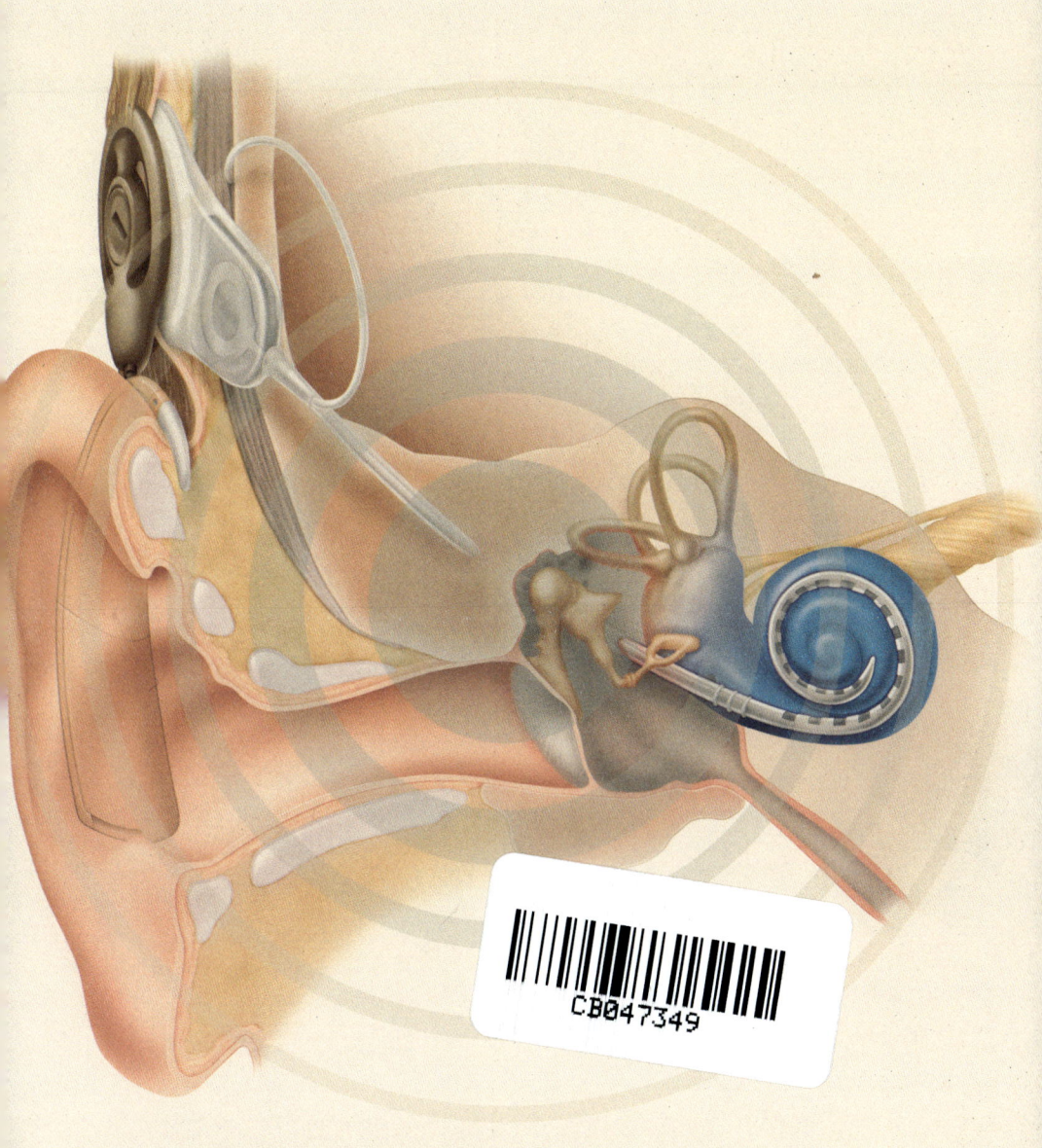

IMPLANTE COCLEAR
IMPLANTE COCLEAR
IMPLANTE COCLEAR

IMPLANTE COCLEAR
(re)habilitação da voz e da fala

Lourdes Bernadete Rocha de Souza
Fonoaudióloga
Especialista em Voz
Docente do Departamento de Fonoaudiologia da UFRN
Doutorado em Ciências da Saúde pela UFRN
Pós-Doutorado pela USP-Bauru

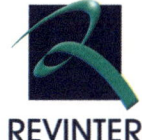

REVINTER

IMPLANTE COCLEAR – (re)habilitação da voz e da fala
Copyright © 2012 by Livraria e Editora Revinter Ltda.

ISBN 978-85-372-0459-7

Todos os direitos reservados.
É expressamente proibida a reprodução
deste livro, no seu todo ou em parte,
por quaisquer meios, sem o consentimento
por escrito da Editora.

Contato com a autora:
hls@digizap.com.br

CIP-BRASIL. CATALOGAÇÃO-NA-FONTE
SINDICATO NACIONAL DOS EDITORES DE LIVROS, RJ

S716i

Souza, Lourdes Bernadete Rocha de
    Implante coclear: (re)habilitação da voz e da fala/Lourdes Bernadete Rocha de Souza. - Rio de Janeiro: Revinter, 2012.
    il.
    Inclui bibliografia e índice
    ISBN 978-85-372-0459-7

    1. Implantes cocleares. 2. Deficientes auditivos - Reabilitação. 3. Distúrbios da audição - Tratamento. 4. Fonoaudiologia. I. Título.

12-1608.   CDD: 617.89
                               CDU: 616.28-089.843

A responsabilidade civil e criminal, perante terceiros e perante a Editora Revinter, sobre o conteúdo total desta obra, incluindo as ilustrações e autorizações/créditos correspondentes, é do(s) autor(es) da mesma.

Livraria e Editora REVINTER Ltda.
Rua do Matoso, 170 – Tijuca
20270-135 – Rio de Janeiro – RJ
Tel.: (21) 2563-9700 – Fax: (21) 2563-9701
livraria@revinter.com.br – www.revinter.com.br

Dedicatória

Impossível deixar de dedicar todos os meus trabalhos a uma pessoa tão especial, que há 33 anos dedica sua vida para me fazer feliz. Ao meu querido marido, dedico todas as minhas conquistas.

Aos meus queridos filhos, Nara e Daniel, por enriquecerem a minha vida e por me fazerem conhecer este amor incondicional.

À minha querida mãe, Dona Lourdes, pessoa ímpar em minha vida. Meu orgulho de ser sua filha!

Agradecimentos

A Deus, força suprema que move os meus dias, por mais esta oportunidade em minha vida, dando-me forças para superar as dificuldades encontradas pelo caminho.

À Professora Dra. Maria Cecília Bevilacqua, pela amizade de tanto tempo, pela confiança em meu trabalho e pelas oportunidades a mim concedidas. Meu eterno reconhecimento!

À Professora Edna Maria da Silva, Pró-Reitora de Pós-Graduação da UFRN, à Professora Fernanda Nervo Raffin, Pró-Reitora Adjunta de Pós-Graduação da UFRN, e ao servidor Alcio Farias, pela colaboração em todo o processo do meu pós-doutorado.

À Mari e Marli, em nome das quais expresso meu carinho e admiração a todos do Centro de Pesquisas Audiológicas – CPA.

Às Professoras do Departamento de Fonoaudiologia da FOB-Bauru.

À Professora Doutora Zuleica Camargo, pela grande colaboração.

À Universidade Federal do Rio Grande do Norte e à CAPES/REUNI, pela possibilidade que me concederam para a realização deste estudo.

À Editora Revinter, pela parceria constante e por acreditar em meu trabalho.

Sumário

Apresentação xi
Prefácio xiii

Capítulo 1 Introdução 1

Capítulo 2 Voz e Fala em Usuários de Implante Coclear 7

Capítulo 3 Produção da Voz 11

Capítulo 4 A Voz do Deficiente Auditivo 17

Capítulo 5 Fala e Implante Coclear 29

Capítulo 6 Inteligibilidade de Fala 37

Capítulo 7 Prosódia 41

Capítulo 8 (Re)Habilitação 47

Capítulo 9 Adequação da Qualidade Vocal do Indivíduo Surdo 55

Anexo 63

Índice Remissivo 65

Apresentação

Este livro é um dos resultados do meu pós-doutorado realizado na Faculdade de Fonoaudiologia – FOB–USP, Bauru.

É um livro simples, que tem como objetivo levar aos graduandos e profissionais da Fonoaudiologia, que trabalham na (re)habilitação das crianças e adultos com perda auditiva, um pouco de informações acerca da voz e da fala destes indivíduos, mais especificamente dos usuários de implante coclear, bem como os aspectos que devem ser levados em consideração no diagnóstico e na (re)habilitação, principalmente no que diz respeito a características vocais.

Muitos fatores interferem no sucesso e no desempenho vocal destes pacientes, que vão desde a época do implante, do tempo de privação sensorial, da permeabilidade da família e da adequada (re)habilitação auditiva; no entanto, quanto a saber as condutas terapêuticas exigidas para cada indivíduo, faz parte da arte de diagnosticar, conduzir e tratar, dentro da ciência da nossa profissão

Lourdes Bernadete Rocha de Souza

Prefácio

A trajetória de Lourdes Bernadete tem sido a trajetória de uma profissional com perfil empreendedor. Coordenou e implantou cursos de graduação em Fonoaudiologia, buscou na sua formação unir o ensino e a pesquisa, sem deixar de lado o contato direto com seus alunos. É uma professora homenageada com frequência e o seu trabalho tem sido reconhecido por seus pares.

O livro aqui apresentado é fruto desta trajetória que, hoje, busca uma área que deve ser mais valorizada junto ao atendimento do deficiente auditivo usuário de implante coclear.

Com clareza e em busca do uso deste novo conhecimento com precisão, direciona o conteúdo algumas vezes para o dispositivo eletrônico, outras vezes para o desenvolvimento das habilidades de audição e de linguagem, priorizando a voz e a produção da fala, área de concentração dos estudos atuais da autora.

A comunicação oral com eficiência é um valor importante na nossa sociedade a qual, muitas vezes, será determinante na inteligibilidade de fala da criança ou do adulto com deficiência auditiva. Este livro apresenta uma proposta de trabalho nesta área e com certeza será uma inspiração para a intervenção fonoaudiológica junto à criança com deficiência auditiva usuária de implante coclear.

Lourdes Bernadete dedicou sua vida à formação de inúmeros profissionais da área. Recebê-la para realizar o seu pós-doutorado no Departamento de Fonoaudiologia da Faculdade de Odontologia de Bauru da Universidade de São Paulo – Campus Bauru (FOB/USP-Bauru) e no Centro de Pesquisas Audiológicas do Hospital de Reabilitação de Anomalias Craniofaciais (CPA-HRAC/USP-Bauru) foi muito gratificante e prazeroso.

Em nosso Centro são bem-vindos os que chegam e deixamos as portas abertas a quem passa ou convive no dia a dia da Fonoaudiologia da USP Campus Bauru e queira absorver tudo que está sendo construído. O acesso aos nossos dados passados e diferentes acervos são sempre partilhados e disponibilizados, o que gera sempre uma troca enriquecedora e que propicia o incentivo constante a novos cursos, seminários e reflexões.

Os pesquisadores, docentes e alunos que tiveram a oportunidade de conviver com Lourdes Bernadete aproximadamente durante um ano foram tocados por sua alegria contagiante, sua disciplina e sua determinação no dia a dia. Estas são características marcantes que definem uma profissional ímpar que deixa como exemplo um estilo profissional para todos nós.

Assim, o término de seu pós-doutorado culmina com a publicação deste livro, que é um presente para todos os profissionais envolvidos na intervenção junto a este grupo de crianças.

Professora Doutora Maria Cecília Bevilacqua
Coordenadora do Centro de Pesquisas Audiológicas do
Hospital de Reabilitação de Anomalias Craniofaciais
(CPA-HRAC/USP-Bauru)
Professora Titular da Universidade de São Paulo e da
Pontifícia Universidade Católica de São Paulo

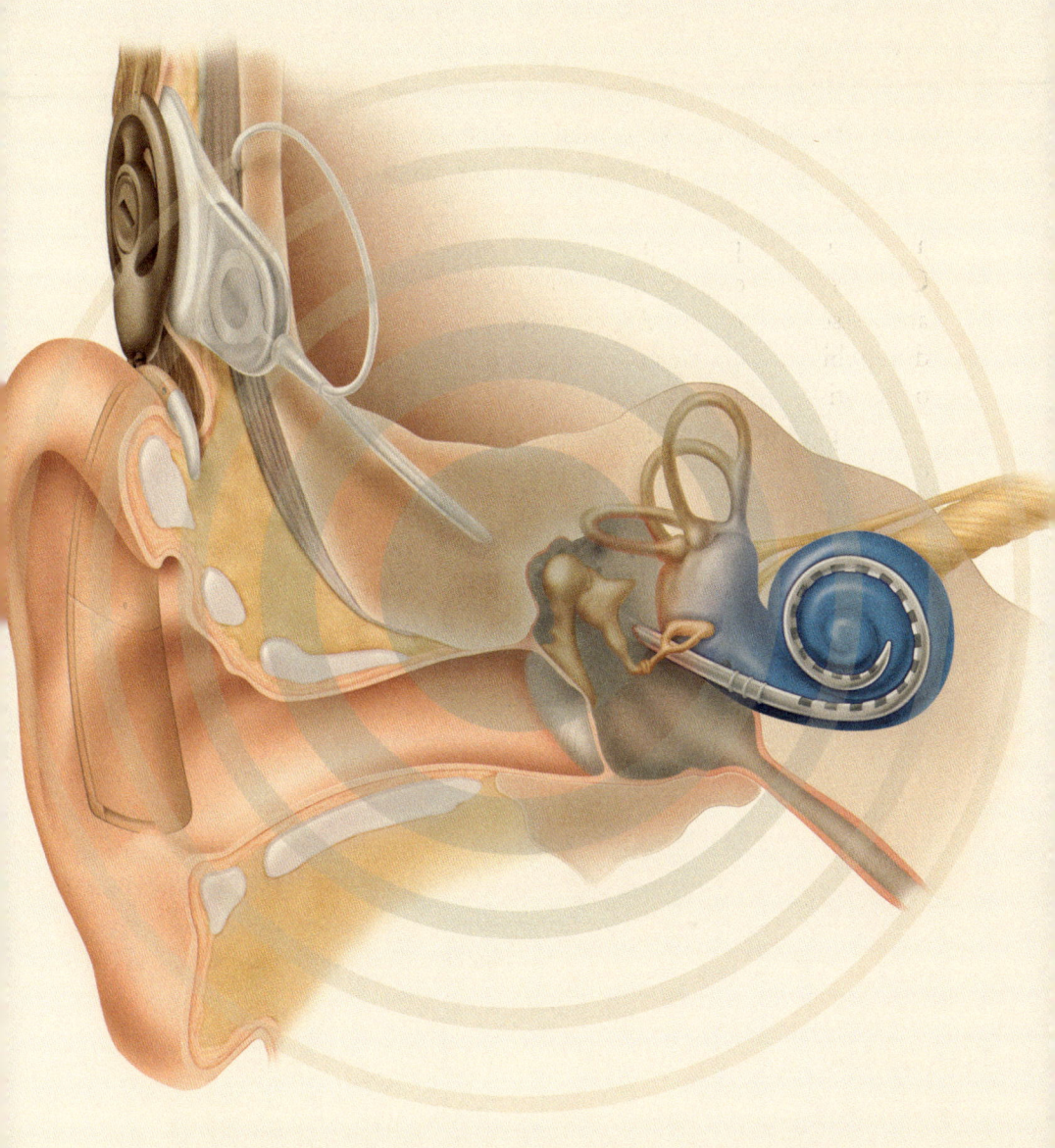

IMPLANTE COCLEAR
IMPLANTE COCLEAR
IMPLANTE COCLEAR

Capítulo 1

Introdução

Falar, monitorar a fala por meio do adequado *feedback* auditivo e escutar o que os outros falam só é possível mediante a uma adequada capacidade auditiva.

A audição é um dos sentidos por intermédio do qual o ser humano adquire e aprimora o desenvolvimento de sua linguagem. É também por meio da audição que os aspectos linguísticos segmentares e suprassegmentares se desenvolvem, tornando a mensagem da comunicação compreensível. No entanto, quando ocorre um déficit na audição, o indivíduo fica impossibilitado de desenvolver em sua plenitude esses aspectos, tão importantes para a comunicação humana.

A deficiência auditiva limita as possibilidades do indivíduo não somente com relação à comunicação, como também nos âmbitos sociais, educacionais, emocionais e culturais, ocorrendo um impacto no desenvolvimento do indivíduo (Coelho *et al.*, 2009).

A deficiência auditiva é qualquer perda auditiva, independente da causa, do tipo da severidade, podendo ir desde uma perda leve até uma perda profunda.

Na população infantil, as alterações auditivas causam atraso no desenvolvimento da fala e da linguagem. Neste sentido, o diagnóstico o mais cedo possível tem como finalidade minimizar os atrasos no desenvolvimento da criança.

O grau de perda auditiva pode ser considerado de acordo com a média dos limiares em tom puro e podem ser descritos como: leve, moderado, severo e profundo (Ramos, 2005). A perda auditiva leve situa-se numa faixa entre 25 a 40 dB; a moderada é considerada uma perda auditiva entre 41 e 70 dB; a severa, entre 71 a 90 dB; e a perda profunda acima de 90 dB.

Diante de uma perda profunda, a fala e a linguagem não se desenvolvem sem a intervenção, porém, mesmo com a intervenção, há um desenvolvimento muito lento.

A deficiência auditiva pode ocorrer em três diferentes segmentos de acordo com o comprometimento das vias auditivas e, portanto, são classificadas como:

- *Perdas condutivas:* causadas por problemas na orelha externa ou média. Este tipo de perda pode ser tratado, na maioria das vezes, com medicamentos ou cirurgias.

- *Perdas neurossensoriais:* neste tipo de perda a causa está relacionada com a orelha interna e/ou no nervo vestibulococlear. Estas podem ser classificadas em genéticas ou adquiridas. Este tipo de perda geralmente não responde a tratamentos clínicos ou cirúrgicos. Quando indicados, os aparelhos de amplificação sonora individual (AASI) ou os implantes cocleares são a eleição para este tipo de perda.

- *Perdas relacionadas com o sistema nervoso central (neural):* são perdas ocasionadas por problemas no tronco encefálico e/ou cérebro, como tumores e doenças neurológicas que acometem as vias auditivas (Martinho e Santos, 2005).

A deficiência auditiva adquirida pode ser causada durante a gestação, por problemas relacionados com infecções, ou por uso de medicações inapropriadas durante a gravidez. Durante o nascimento podem ocorrer por complicações que levem à diminuição do oxigênio do feto (hipóxia) ou, ainda, devido à incompatibilidade do tipo sanguíneo entre a mãe e o bebê. No período após o nascimento (pós-natal), outros problemas podem causar a perda auditiva, dentre estes estão as meningites, as otites, os medicamentos ototóxicos, o trauma craniano e a exposição a ruído muito intenso (trauma acústico).

O início da perda auditiva pode ser descrito como pré-lingual, perilingual e pós-lingual. A perda auditiva pré-lingual está relacionada com a perda antes da aquisição da linguagem. No entanto, não há um consenso universal de quando a fase pré-lingual termina. Geralmente, quando uma criança apresenta uma perda da audição antes dos 2 anos de idade, é considerada como uma perda pré-lingual. Uma criança que apresentou perda auditiva após adquirir alguma linguagem, ou seja, antes da completa aquisição, é classificada como uma perda auditiva perilingual. Finalmente, a perda auditiva pós-lingual ocorre quando o indivíduo já adquiriu a linguagem (Tye-Murray, 2004)

Vários fatores são considerados durante o atendimento desses indivíduos com perda auditiva. Vale ressaltar que fatores importantes devem ser considerados no atendimento a estes pacientes. Dentre eles encontram-se: o grau e o tipo de perda, a época em que houve a instalação da deficiência, qual o tipo de amplificação que está sendo utilizado, o acompanhamento fonoaudiológico e o conhecimento acerca deste tema pela escola onde a criança está inserida.

As dificuldades com relação às habilidades da linguagem e ao seu desenvolvimento estão associadas ao grau de perda auditiva.

Vários são os processos relacionados com a audição descritos na literatura (Pereira, Nava e Santos, 2002).

- *Atenção:* habilidade de a criança se preparar para focar um estímulo sonoro e ainda estar atenta para receber um outro estímulo também sonoro.
- *Detecção do som:* habilidade em perceber a presença e a ausência do som.
- *Discriminação:* habilidade em perceber as diferenças entre dois ou mais estímulos sonoros, se os sons são iguais ou diferentes. Habilidade de resolução da frequência, da intensidade e da duração.
- *Localização:* habilidade em analisar as diferenças de tempo e de intensidade dos sons transmitidos e recebidos por cada um dos lados da orelha.
- *Identificação:* habilidade de selecionar um estímulo e ignorar outros, também denominado de atenção seletiva.
- *Reconhecimento auditivo:* habilidade em relacionar o som com a fonte sonora, demonstrando a capacidade de classificar o que ouviu.
- *Compreensão auditiva:* habilidade de interpretar os eventos sonoros.

Geralmente, as crianças que apresentam déficit de audição em torno de 25 dB (perda auditiva mínima) terão dificuldades em ouvir algumas consoantes. Esse tipo de perda auditiva pode ser flutuante e, em geral, está associado à otite média com efusão crônica ou a crianças com sequela de infecções otológicas (Godinho e Sih, 2005).

Em caso de perda auditiva leve (26 a 40 dB), a criança apresenta dificuldade em ouvir a fala cochichada ou à distância. Pode apresentar atraso na aquisição da linguagem e trocas dos fonemas surdos/sonoros na fala e/ou na escrita.

As crianças que apresentam déficits maiores que 40 dB não escutarão a maioria das palavras de uma conversa com intensidade normal. Poderão ter atraso no desenvolvimento da linguagem, dificuldade no aprendizado e desatenção.

Quando ocorre a deficiência auditiva de grau severo, a criança escuta somente se a pessoa fala bem alto e está próxima do falante. Geralmente pode identificar sons ambientais e vogais, porém as consoantes são de difícil identificação. A fala e a linguagem não se estabelecem de forma espontânea, caso este grau de perda auditiva esteja presente desde o nascimento.

As perdas auditivas profundas levam a criança a ouvir somente sons muito altos e não ouvem o som da voz/fala. Os sinais como forma de comunicação são muito utilizados. A causa das perdas auditivas severas e profundas, geralmente, são de ordem genética ou congênita e por uso de medicamentos ototóxicos.

Em decorrência desses déficits de audição, podemos compreender o quanto fica prejudicada a fala, a linguagem e a voz desses indivíduos durante o desenvolvimento de sua comunicação.

O processo de comunicação oral envolve aspectos acústicos, fisiológicos e proprioceptivos. Para que a fala seja articulada de maneira adequada, é necessário que a audição esteja presente durante todo o seu processo. O *feedback* auditivo é o responsável pelo monitoramento da voz e da fala, como também interfere, de maneira significativa, no processo das sequências motoras na fala encadeada, monitorando, assim, os gestos articulatórios. Vale ressaltar que a fala deteriora à medida que o indivíduo perde a condição de monitorar o que está sendo produzido (Madeira e Tomita, 2010).

Há, na verdade, uma sobreposição temporal entre a fala e a voz, pois ao mesmo tempo em que ocorre a fonação, os articuladores produzem uma sequência de fonemas. A mudança do fluxo de ar durante a fonação e a articulação sustenta, ao mesmo tempo, as mudanças ocorridas no complexo fonador e articulador, razão pela qual voz e fala caminham sempre juntas. Sem o *feedback* auditivo, a articulação caminha sozinha e apresenta problemas, pois este é o caminho pelo qual a fala é monitorada. A linguagem pode estar bem estruturada, mas se houver alteração da voz e da fala, com certeza haverá interferência na comunicação.

Outro ponto a argumentar é com relação ao trato vocal, local onde a voz é amplificada e a fala é produzida por meio dos seus articuladores, numa sucessão de abertura, fechamento e constricções. Dentro desse processo a voz ocupa lugar de destaque, enaltecendo a transmissão da mensagem e muitas vezes, quando alterada, interfere na comunicação, pois a relação entre articulação e qualidade vocal é fundamental para garantir a inteligibilidade da fala.

As pessoas portadoras de deficiência auditiva apresentam estes mecanismos alterados, pois faltam-lhes o *feedback* auditivo, que ajuda a coordenar o trabalho articulatório.

O deficiente auditivo apresenta problemas relacionados com a voz e com a fala. A fala apresenta-se com ritmo monótono e por vezes descoordenada. O deficiente auditivo pode até produzir adequadamente uma vogal, no entanto, esta qualidade articulatória é imediatamente perdida, quando ele necessita produzir a fala encadeada. Isso ocorre porque as vogais apresentam uma energia sonora diferente das consoantes. Na fala encadeada, vários fatores estão envolvidos, como a sequência articulatória, a respiração, o ritmo, a ressonância e a intensidade, parâmetros estes que precisam de uma coordenação sequenciada para a sua produção.

Quando solicitada uma articulação isolada, a respiração apresenta-se adequada, no entanto, durante a fala encadeada ocorre um desajuste na dinâmica respiratória, principalmente durante a expiração, o que provoca, rapidamente, cansaço no surdo ao falar e, por conseguinte, a apresentar um ritmo de fala alterado (Ramos, 2005).

Há indicações de que a fala fluente é controlada por meio de sofisticadas representações internas, bem como do adequado *feedback* processado em tempo-real. Ou seja, indivíduos com surdez adquirida pós-lingual mostram, frequentemente, uma deterioração em muitos aspectos da produção da fala relacionados com intensidade, com controle do *pitch*, da entonação e da acentuação, que são comumente percebidos pelos ouvintes logo após a perda auditiva do indivíduo. No entanto, somente depois de períodos mais longos após a surdez, que a produção inadequada de vogais e consoantes será observada (Cowie e Douglas-Cowie, 1992).

Os deficientes auditivos, de maneira geral, apresentam características comuns em sua comunicação oral, que fazem com que sejam reconhecidos tão logo comecem a se comunicar. Estas características estão relacionadas com a tensão excessiva na voz, com a ressonância posteriorizada, falta de sinergia articulatória, frequência fundamental na maioria das vezes, mais aguda, instabilidade vocal e aumento da intensidade.

Crianças com perda auditiva profunda apresentam variações inadequadas da f_0 e utilizam muitos sons agudos. Nas emissões de sílabas átonas apresentam uma duração menor do que as produzidas nas sílabas tônicas (Tobey, 1993). Geralmente, essas crianças apresentam variabilidade excessiva da f_0 na emissão sustentada, demonstrando grande instabilidade de todo o sistema (Giusti *et al.*, 2001).

Quanto à ressonância, esta encontra-se com predomínio faríngeo, principalmente pela posteriorização e abaixamento da língua, fato este que, perceptivamente, pode levar o ouvinte a pensar em uma ressonância nasal.

Todas essas alterações encontradas na fala e na voz do deficiente auditivo são causadas em decorrência dos ajustes motores por eles realizados, na tentativa de uma comunicação sem *feedback* auditivo. Desenvolver uma fala e uma voz mais adequada continua a ser um desafio para os usuários de próteses auditivas (AASI) uma vez que mesmo otimizando o aproveitamento da audição residual, eles se apresentam impossibilitados de ouvir a fala.

As crianças portadoras de perda auditiva neurossensorial profunda apresentam sérios riscos de atraso na linguagem e na fala, que podem impactar sua comunicação, sua aprendizagem e seu desenvolvimento social (Coonor *et al.*, 2006).

Para solucionar a impossibilidade dos deficientes auditivos severos e profundos em ouvir a fala, surgiu a tecnologia do implante coclear, que possibilita a estes indivíduos ouvir a fala e, assim, terem a oportunidade de desenvolver uma comunicação mais efetiva. O uso do implante coclear tem sido associado a resultados robustos na percepção e produção da fala, linguagem e leitura, se comparado com os resultados de usuários de próteses auditivas (Coonor *et al.*, 2000).

O implante coclear, um dispositivo eletrônico de sofisticada tecnologia, é capaz de substituir o órgão sensorial da audição, atuando como um efetivo recurso clínico, sendo suficientemente capaz de melhorar a qualidade de vida dos pacientes que apresentam surdez neurossensorial de graus severo a profundo (Bevilacqua, Costa e Martinho, 2004).

Assim, o objetivo desta pequena obra reside em descrever os principais aspectos envolvidos na comunicação dos usuários de Implante Coclear, focando os resultados obtidos em pesquisas relatadas na literatura nacional e internacional, bem como as considerações dos autores com relação à voz, ao desenvolvimento linguístico e à prosódia, aspectos estes que interferem, de maneira significativa, na comunicação desses indivíduos.

Capítulo 2

Voz e Fala em Usuários de Implante Coclear

O implante coclear tem sido usado em terapia de pacientes com perda auditiva severa ou profunda nas ultimas décadas, sendo uma opção clínica no tratamento da deficiência auditiva (Bevilacqua, Costa e Moret, 2009) (Fig. 2-1).

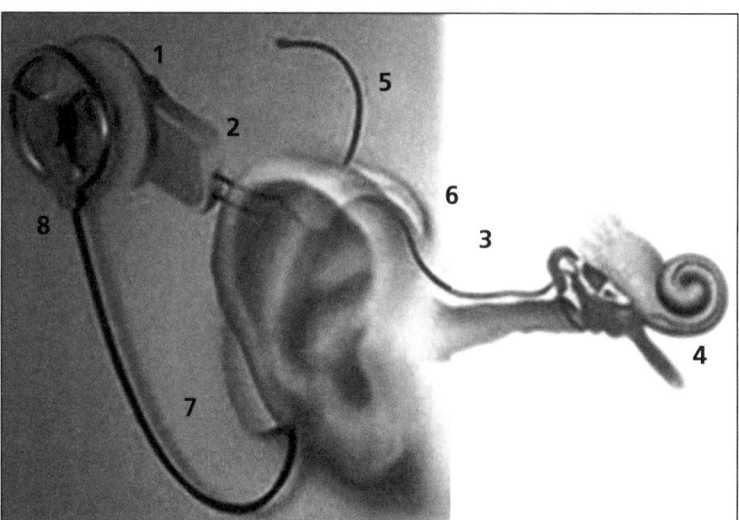

Fig. 2-1. *1.* Antena interna. *2.* Receptor transmissor. *3.* Cabo dos eletrodos. *4.* Eletrodos inseridos na rampa timpânica de espira basal da cóclea. *5.* Eletrodos colocados sob o músculo temporal.
6. Microfone. *7.* Processador de fala retroauricular. *8.* Antena externa. (*Fonte:* Costa, 1998).

Inicialmente o foco principal do implante coclear eram os adultos surdos pós-linguais, porém desde o primeiro implante coclear em crianças, em 1980, mais de 50% de pacientes implantados têm sido crianças com surdez pré-lingual. Comparado com crianças que usam AASI, o implante coclear tem proporcionado aos seus usuários melhor percepção e produção de fala, de linguagem e de níveis de audição (Seifert *et al.*, 2002).

A tecnologia tornou possível aos indivíduos surdos e, em especial, às crianças, entrarem no mundo dos sons e, consequentemente, melhorar sua competência comunicativa em linguagem oral (Garcia, Vila Rovira e Sanvicen, 2010).

O Implante Coclear é uma prótese auditiva que estimula eletricamente as fibras do nervo auditivo para eliciar a percepção do som em indivíduos com perda auditiva sensorial severa a profunda. Desempenha, parcialmente, as funções das células ciliadas da cóclea, estimulando diretamente o nervo auditivo. Os indivíduos com perda neurossensorial severa ou profunda apresentam reduzido número de células auditivas ou estas apresentam-se danificadas e, como consequência desta alteração, há uma separação entre a condução do som do sistema auditivo periférico para o sistema auditivo central.

É uma prótese computadorizada inserida cirurgicamente na cóclea com o objetivo de substituir parcialmente as funções do órgão espiral, fornecendo impulsos elétricos para a estimulação das fibras neurais remanescentes da cóclea (Bevilacqua, Costa e Martinho, 2004). Este dispositivo tornou-se um excelente recurso clínico com habilidade suficiente para promover melhor qualidade de vida aos indivíduos que dele necessitam, quando a amplificação convencional não proporciona o benefício esperado.

O implante coclear transforma a entrada do som em uma série de impulsos elétricos que estimulam diretamente o nervo auditivo por meio de eletrodos implantados na cóclea. Tem demonstrado aumento na sensitividade da audição e melhora auditiva na percepção e produção da fala e na habilidade de linguagem nas crianças usuárias deste dispositivo.

A aceitação do Implante Coclear como um tratamento seguro e eficaz para a surdez tem crescido nos últimos 4 séculos. É o mais importante progresso no tratamento de crianças com surdez pré-lingual, especialmente se implantado durante seus anos iniciais (Miyamoto *et al.*, 2003). Seus benefícios primários estão relacionados com o aumento da sensitividade auditiva e com a melhora na habilidade de percepção de fala (Fig. 2-2).

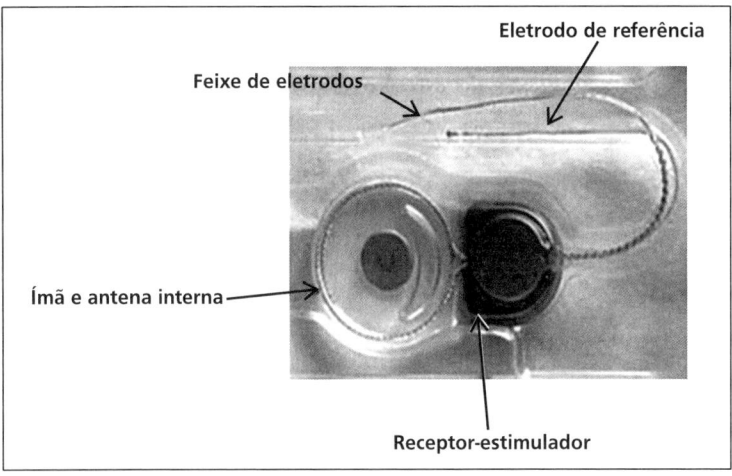

Fig. 2-2.

Entretanto, o sucesso e a satisfação do usuário de implante coclear é altamente dependente da estratégia de codificação de fala armazenada no processador de fala do dispositivo (Frederigue, 2000).

A função do processador é analisar continuamente o sinal de fala e dos sons ambientais, proporcionar a codificação desses sons com alta resolução das características importantes do espectro dos sons da fala e, ainda, fornecer informação da resolução temporal. A forma pela qual o processador de fala converte os sons de entrada captados pelo microfone em sinal elétrico é denominada estratégia de codificação de fala (Bevilacqua, 1998) (Fig. 2-3).

Embora este dispositivo não restaure a experiência da percepção do som da maneira em que é realizado pelo ouvido normal, fornece ao usuário o adequado *feedback* auditivo nos domínios do tempo, da intensidade e da frequência do som (Holler *et al.*, 2010).

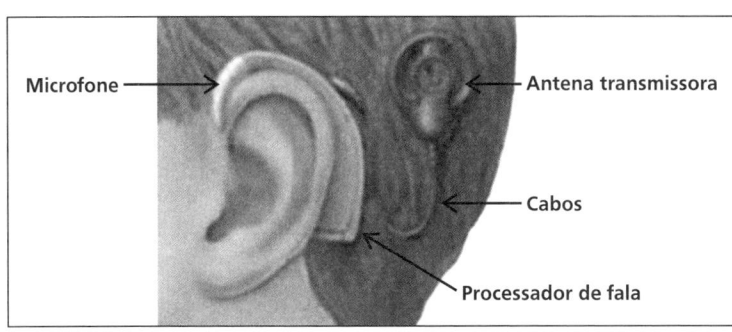

Fig. 2-3.

O uso de implante coclear como tratamento da surdez severa e ou profunda fornece a oportunidade de analisar os efeitos do *feedback* estabelecidos em um conjunto de parâmetros da fala. Estudos detalhados sobre o uso do implante coclear mostraram em seus resultados que as crianças implantadas antes dos 5 anos de idade apresentaram melhores resultados no desenvolvimento das pistas acústicas da fala, resultando em melhor inteligibilidade na produção da fala e aumento na acurácia da produção das consoantes e vogais (Poissant, Kimberly, Peters *et al.*, 2006).

O adequado *feedback* auditivo é de grande importância no controle da fala e da voz. Déficits na regulação dos aspectos segmentares e suprassegmentares da fala contribuem para reduzir a inteligibilidade da mensagem na comunicação dos indivíduos surdos, pois o monitoramento auditivo parece ser o canal sensorial primário para este controle. O implante coclear traz benefícios de maneira geral na linguagem receptiva e expressiva, incluindo melhora no desempenho vocal. Otimiza e, consequentemente, aprimora o desenvolvimento da comunicação, tendo-se mostrado uma das tecnologias mais efetivas para remediar a perda da audição (Coelho *et al.*, 2009).

Crianças com surdez pré-lingual devem receber o implante coclear o mais cedo possível para facilitar o desenvolvimento das habilidades de percepção e inteligibilidade da fala, maximizando o ganho após a intervenção.

O implante coclear tem-se tornado um procedimento padrão no tratamento de crianças com surdez pré-lingual. Apesar de facilitar a percepção da fala, é também um importante dispositivo para ajudar no desenvolvimento de vários aspectos da produção da fala de inteligibilidade geral, como as características suprassegmentares e a produção de vogais e de consoantes (Baudonck, Lierde, Dhooge *et al.*, 2011).

Há um complexo mecanismo envolvido na aquisição da fala que é prejudicado pela surdez na infância. Sujeitos surdos não podem acessar o *feedback* acústico fornecido por via aérea e via óssea. A consequência da limitação perceptiva na frequência, na intensidade e na duração da informação, acompanhada de um pobre desempenho segmental, afeta negativamente a inteligibilidade da fala (Tobey, Pancamo, Staller *et al.*, 1993). No entanto, a inteligibilidade de fala mantém a esperança de muitos pais em submeter seus filhos à implantação deste dispositivo.

Capítulo 3

Produção da Voz

A produção da voz falada requer três componentes básicos (Plant, 2006):
- A fonte de energia suficiente para gerar o fluxo de ar.
- O mecanismo que converte o fluxo de ar em onda sonora.
- E um modificador de sinal que, seletivamente, amplifica a produção dessas ondas sonoras, as quais nosso cérebro pode interpretar como fala.

Para compreender a função da laringe, o autor cita que faz-se necessário entender o conceito básico da aerodinâmica.

A prega vocal abre e fecha em resposta à interação das forças oriundas da corrente de ar e dos tecidos da laringe. O ciclo de abertura e de fechamento das pregas vocais produz uma onda longitudinal que se propaga por meio do trato vocal. A frequência dessa forma de onda é convertida em vários harmônicos e definida como frequência fundamental-f_0.

Os aspectos envolvidos nesta dinâmica anatomofisiológica fazem parte do aparelho fonador, que desempenha sua funcionalidade com órgãos oriundos de outros aparelhos (Souza, 2000).

O estudo da anatomofisiologia laríngea permite a compreensão do processo de fonação normal, permitindo subsídios para a compreensão das alterações na voz diante de desequilíbrios de ordem aerodinâmica ou musculoesquelética.

O esqueleto da laringe é formado por cartilagens, músculos e membrana mucosa. A laringe é um órgão ímpar, formado por um arcabouço cartilaginoso denominado esqueleto da laringe. Situada na região infra-hióidea do pescoço, entre a 4ª e 6ª vértebras cervicais, estabelece comunicação com a faringe, em sua parte superior, e com a traqueia, inferiormente. Divide-se em três espaços: supraglote, glote e infraglote.

A cavidade supraglótica é formada pelas estruturas que estão acima da glote, incluindo o ventrículo laríngeo e tendo como limite superior o adito laríngeo. A cavidade infraglótica inicia-se logo abaixo da glote, tendo como limite o primeiro anel traqueal. A rima glótica, ou simplesmente *glote*, é o espaço compreendido entre as pregas vocais.

MÚSCULOS LARÍNGEOS

A musculatura intrínseca da laringe possui relação direta com a função fonação, sendo constituída por músculos esqueléticos que originam-se e inserem-se na laringe. Músculos inseridos nas cartilagens laríngeas e provenientes de estruturas não laríngeas são denominados músculos extrínsecos.

Os músculos intrínsecos da laringe podem ser classificados de acordo com seus efeitos sobre a configuração glótica e o comportamento vibratório das pregas vocais (Zemlin, 2000).

Todos os músculos intrínsecos são pares. Apresentam como função aduzir, abduzir e tensionar as pregas vocais nas funções laríngeas de respiração, de esfíncter e de fonação.

A elasticidade da prega vocal é controlada pela atividade da musculatura intrínseca da laringe, que está relacionada com o grau de tensão, a quantidade de massa e com o estiramento das pregas vocais. Portanto, a atividade da musculatura intrínseca vai interferir no padrão de fechamento glótico e na configuração da borda livre das pregas vocais.

Os músculos intrínsecos da laringe sempre atuam aos pares. São eles a extensão da força com que as pregas vocais são unidas na linha média – compressão medial e o grau de força de estiramento – tensão longitudinal. Estes dois ajustes, aliados ao suprimento variável de ar, são responsáveis pela versatilidade da voz (Zemlin, 2000).

A laringe comporta-se verticalmente no pescoço, dependendo da função por ela desempenhada: fixação, deglutição e fonação, funções essas que são comandadas pela musculatura extrínseca da laringe, que também influencia no deslocamento anteroposterior deste órgão.

A musculatura extrínseca da laringe é composta de músculos inseridos nas cartilagens laríngeas e provenientes de estruturas não laríngeas. Não interfere direto na fonação, porém é de grande importância nesta função.

Controla secundariamente a frequência da voz, tendo como função básica a de manter a sustentação do pescoço para que a musculatura intrínseca possa agir ativamente.

O osso hioide é considerado parte da laringe. Todos os músculos extrínsecos têm seus ligamentos a ele conectados. Na anatomia a origem de um músculo refere-se ao ligamento que menos se move, enquanto que a sua inserção refere-se ao ligamento mais móvel.

Os músculos extrínsecos são em número de oito músculos, sendo quatro localizados abaixo do osso hioide (os infra-hióideos) e quatro localizados acima (os supra-hióideos). Os supra-hióideos (digástrico, milo-hióideo, gênio-hióideo, estilo-hióideo) formam uma cinta para suportar o osso hioide e, secundariamente, a laringe (Fig. 3-1). Apresentam como função elevar a laringe no pescoço (Conton, Casper e Leonard, 2010).

Acrescentam os autores que quando o grupo muscular (digástrico, milo-hióideo, gênio-hióideo) se contrai, puxa o hioide para cima e a laringe para frente. Esta ativação ocorre durante a produção de uma vogal anterior ou de uma consoante, quando esta exige da língua uma posição mais anteriorizada. A alça posterior do digástrico e o músculo estilo-hióideo formam a parte posterior e quando ambos contraem puxam o hioide posteriormente.

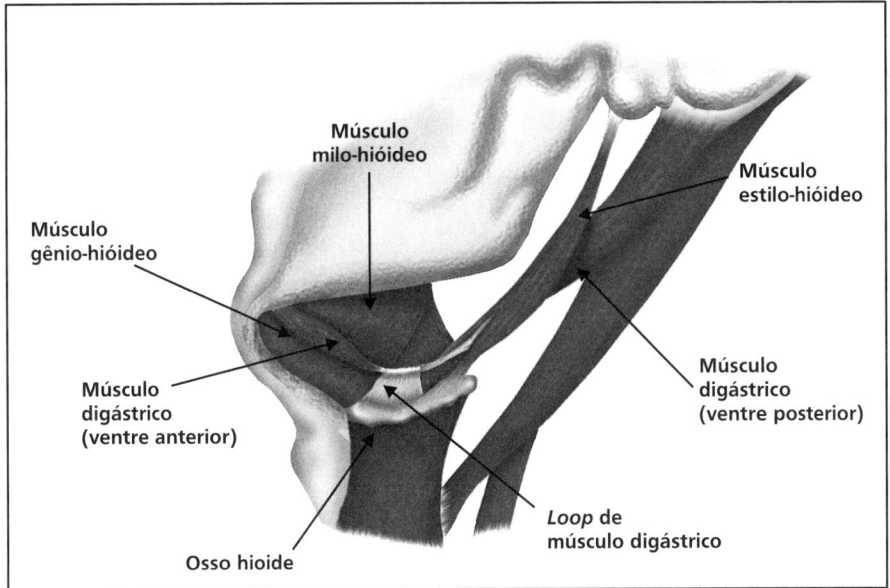

Fig. 3-1. Desenho esquemático dos músculos laríngeos extrínsecos supra-hióideos (Souza, 2010).

Portanto, a ação do grupo posterior é a de puxar o hioide para cima, enquanto que a ação do grupo anterior é a de exercer uma tração mais anterior do osso hioide. Caso a mandíbula seja abaixada por meio da abertura da boca, é possível que o grupo muscular realize o abaixamento da laringe.

Os músculos infra-hióideos (esterno-hióideo, esternotireóideo, tireo-hióideo e omo-hióideo) apresentam como ação baixar a laringe no pescoço (Fig. 3-2). Estes músculos, com exceção do tíreo-hióideo, contêm ligamentos que se originam no hioide, conectando-se a estruturas abaixo da laringe.

Quando temos uma posição mais baixa da laringe, há, consequentemente, alongamento do trato vocal, causando mudanças nas características da ressonância vocal e estas irão, consequentemente, alterar a frequência dos formantes. A contração desse grupo muscular pode ser o resultado de restrição no movimento da cartilagem tireóidea. Esta restrição do movimento poderá afetar o comprimento das pregas vocais, da massa e da tensão, tendo relação direta com a frequência fundamental-f_0.

Contrariamente, o músculo tíreo-hióideo, ao se contrair (estando o osso hióideo fixo, por contrações musculares dos supra-hióideos), puxaria a cartilagem tireóidea para cima. Assim, o principal efeito desse músculo é o

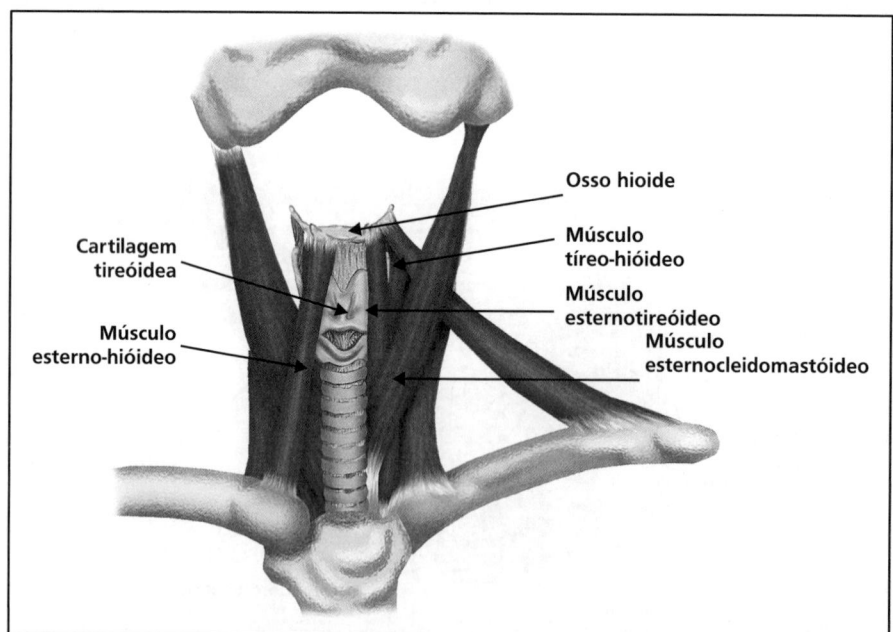

Fig. 3-2. Desenho esquemático dos músculos laríngeos extrínsecos infra-hióideos (Souza, 2010).

de levar a cartilagem tireóidea para cima, o que, consequentemente, altera o comprimento das pregas vocais, a quantidade de massa e a frequência fundamental-f_0.

A atividade em conjunto dos músculos laríngeos intrínsecos e extrínsecos é de fundamental importância para a fonação e, consequentemente, para uma voz mais equilibrada. A musculatura extrínseca determina os movimentos das cartilagens laríngeas e a musculatura intrínseca é a responsável pelos ajustes mais finos das pregas vocais (Peter *et al.*, 2001).

Os movimentos da cartilagem tireoide são influenciados pela musculatura extrínseca da laringe, que interferirá no comportamento das pregas vocais, alterando o *pitch* e, possivelmente, a qualidade vocal.

A elevação da laringe no pescoço pode ser um fator gerador no desequilíbrio encontrado na voz do deficiente auditivo, podendo gerar fenda glótica medioposterior e alteração da mucosa das pregas vocais, aumentando assim a tensão muscular e, consequentemente, o aumento da frequência da voz. A manipulação desses músculos pode interferir tanto na frequência e qualidade de ressonância, quanto na adução e tensão glóticas.

Em pesquisa realizada acerca da função da musculatura extrínseca da laringe no controle do *pitch* da voz humana, concluiu-se que para tons altos e tons baixos é solicitada a participação dessa musculatura. O posicionamento da laringe é efetivado pelo músculos esterno-hióideo e tireo-hióideo, sendo ativos nos sons graves e agudos, respectivamente. O músculo tireo-hióideo desempenha importante papel no estreitamento da glote durante a expiração, proporcionando maior ação nos sons agudos do que nos sons graves (Peter *et al.*, 2001).

O músculo esternotireóideo é descrito como tensor, pois este causa o efeito de báscula na cartilagem tireóidea, alongando as pregas vocais (Perelló e Serra, 1977). A contração deste músculo na inspiração puxa a laringe para longe do hioide, causando o estiramento das pregas ariepiglóticas e separando as aritenóideas. Este músculo é considerado como o maior responsável pela abertura da glote e da laringe durante a inspiração.

Os músculos supra-hióideos causam estiramento das pregas vocais, aumento da pressão subglótica e alteração das cavidades de ressonância. Sugere-se a contração desses músculos para a produção de sons agudos e fortes (Ueda *et al.*, 1972), do mesmo modo que a estimulação do músculo gênio-hióideo causa aumento da f_0. Este procedimento pode ser observado em muitos indivíduos que apresentam perda auditiva, principalmente os de perda severa a profunda, que não apresentam *feedback* auditivo para poder monitorar sua voz e ter o controle da musculatura durante a sua produção.

Portanto, a musculatura extrínseca da laringe pode influenciar na configuração glótica e na tensão das pregas vocais, exercendo influência no *pitch*, na pressão subglótica, na intensidade e na ressonância. Essas alterações frequentemente são observadas na voz do indivíduo com perda auditiva, pois estes tendem a trazer a laringe para uma posição mais elevada no pescoço, apresentando um descontrole da pressão subglótica e, consequentemente, interferindo na intensidade da voz e no equilíbrio ressonantal.

O conhecimento da fisiologia laríngea tem uma grande importância no sentido de compreender a fundamentação do exame da laringe, da análise perceptiva e acústica da voz, bem como o reconhecimento do impacto nas alterações da voz.

A compreensão da estrutura normal e função da laringe é a base da interpretação dos achados e o desenvolvimento do plano terapêutico (Pinho, 2005).

Ao avaliar as crianças com perda auditiva, com relação aos aspectos relacionados com voz, é importante ressaltar que geralmente as crianças apresentam menor controle à fonação em decorrência de seu sistema neuromuscular imaturo. A falta de controle auditivo no período crítico do desenvolvimento da fonação na infância pode comprometer a qualidade vocal dessas crianças. No entanto, autores (Hocevar-Boltezar *et al.*, 2008) supõem que o progresso com relação à qualidade vocal após o uso do IC seja consequência do controle adquirido da audição, da capacidade de adaptação do controle neuromuscular e do amadurecimento desses mecanismos.

Capítulo 4

A Voz do Deficiente Auditivo

A voz é o atributo sonoro da comunicação. É o som produzido pelas pregas vocais e amplificado nas cavidades de ressonância (Souza, 200).

Fisiologicamente, uma voz equilibrada ocorre quando há equilíbrio entre as forças mioelásticas e aerodinâmicas da laringe, estando a qualidade vocal inter-relacionada com as modificações ocorridas no trato vocal. A qualidade vocal depende da complexa e interdependente atividade de todos os músculos à sua produção, como também da integridade do aparelho fonador e do sistema auditivo.

A voz humana é importante para a comunicação social, pois transporta outras informações além da mensagem. Regiões do córtex temporal são especificamente envolvidas no processamento da voz (Massida, 2011).

Varia de acordo com o contexto e com as condições físicas e psicológicas do indivíduo, porém há sempre um padrão de emissão que resulta na qualidade vocal do falante. Existem vários fatores que interferem na adequada produção vocal, dentre eles, podemos citar a perda de audição, que pode causar limitações sociais, emocionais, educacionais, de linguagem, de voz e de fala (Coelho *et al.*, 2009).

A experiência auditiva durante o desenvolvimento da criança é de sua importância para a aquisição da fala e da linguagem. Certamente, à medida que o período de privação auditiva de início precoce, em crianças, persiste, o potencial para se alcançar a fala e a linguagem de maneira apropriada poderá decrescer ao ser fornecida a audição por meio do implante coclear. Da mesma maneira, o desenvolvimento dos parâmetros normais da voz também podem ser negativamente influenciado pelo tempo de privação auditiva, e o acesso ao som pode ser um benefício para melhor produção da voz (Holler *et al.*, 2010).

A voz do indivíduo com perda auditiva apresenta, basicamente, a frequência alta independente do sexo do falante. A despeito do intacto aparelho fonador, indivíduos surdos não conseguem produzir mais que um tipo de voz. Não podem modular e mudar suas vozes continuamente, como os ouvintes normais (Lejska, 2003).

Pessoas surdas não podem desenvolver uma boa qualidade vocal, pois falta-lhes o exato controle acústico permanente durante a fonação, impedindo-as de checar sua produção vocal, a tensão de suas pregas vocais e o nível da pressão subglótica. A dificuldade em poder controlar a própria tensão das pregas vocais pode explicar a instabilidade básica da voz e suas mudanças repentinas (Lejska, 2004), motivo pelo qual a voz desses indivíduos pode apresentar-se instável, mais elevada e realizada com esforço.

Giusti *et al* (2001) presumem que a frequência basicamente alta seja causada pelo aumento permanente da pressão subglótica, que eles usam para aumentar a percepção acústica no sentido de checar, monitorar e identificar suas próprias vozes.

Após a audição ser restaurada, os deficientes auditivos podem usar seu *feedback* auditivo para ajustar o controle das características vocais, como intensidade, entonação e duração das vogais (Mahmoudi *et al.*, 2011).

Durante a produção da fala, o sinal vocal principal, que é gerado pela vibrações das pregas vocais, é um elemento essencial como pré-requisito. No entanto, a voz não tem somente o objetivo de fornecer uma base física para a palavra falada. A voz é de grande importância na comunicação do falante com seu interlocutor. Em um discurso, o conteúdo da mensagem interfere em apenas 7%, a expressão facial interfere em 55%, e 38% está relacionado com o som da voz (Seifert *et al.*, 2002). Por essa razão, a voz, por si só, desempenha um papel importante na comunicação oral de crianças usuárias de implantes cocleares.

Geralmente, a voz não é o foco principal do trabalho fonoaudiológico com o deficiente auditivo, mas sua alteração pode representar um impacto tão negativo nessa população a ponto de interferir na inteligibilidade da fala e comprometer decisivamente a integração social do indivíduo (Fomin e Behlau, 2001).

Muito se tem discutido sobre fala e linguagem, porém quando os estudos são relacionados com os aspectos vocais, ocorre em menor escala. No entanto, este é um tema de grande importância para a possibilidade do desenvolvimento pleno da comunicação do deficiente auditivo.

Os problemas de voz nos deficientes auditivos estão relacionados com o tipo e o grau de perda, além de idade, sexo, tipo e adaptação de prótese auditiva, e podem comprometer de forma acentuada o sucesso da comunicação. Crianças portadoras de perda auditiva leve a moderada podem apresentar somente dificuldades no equilíbrio ressonantal, enquanto crianças com perdas mais severas podem ter, entre outras, dificuldades com controle de frequência e de intensidade (Behlau *et al.*, 2005).

Os problemas mais comuns da fala de indivíduos deficientes auditivos são: omissão e ensurdecimento de consoantes, substituição de nasal por sua oral cognata, trocas de vogais, hipernasalidade, tendência para prolongar excessivamente as vogais, estridência, elevados valores de frequência fundamental e irregularidades no ritmo da fala, sendo agravados com o aumento do grau da perda auditiva (Prado, 2007).

Nos sujeitos deficientes auditivos, a relação entre a articulação e a qualidade vocal é relatada como essencial para garantir a inteligibilidade de fala. Sua qualidade vocal é alvo de discussões por ser também passível de avaliação subjetiva. A falta do adequado *feedback* auditivo é responsável pelas alterações na qualidade vocal e na produção da fala desses indivíduos, reduzindo a habilidade do falante em monitorar sua própria fala.

Acredita-se que nas crianças deficientes auditivas haveria, como nas crianças ouvintes, uma produção de sons diferenciada no início de sua vida, mas que, com a ausência das pistas auditivas a elas oferecidas, as produções sonoras decresceriam consideravelmente.

Apesar de as crianças mais velhas obterem algum benefício com o implante coclear, escores mais altos quanto as habilidades de audição e de linguagem oral são alcançadas mais rapidamente pelas crianças mais jovens em pouco tempo de uso do implante (Bevilacqua, Costa e Moret, 2009).

O uso precoce de amplificação favorece o estabelecimento do *feedback* auditivo e auxilia no monitoramento da voz, beneficiando a comunicação desses indivíduos.

Crianças dependem do adequado *feedback* fornecido pela audição para controlar a duração, a f_0 e a articulação na produção das vogais e das consoantes. Nos indivíduos com deficiência da audição severa e/ou profunda, há o aumento da média de f_0 em decorrência da ausência de *feedback* auditivo (Leska, 2004; Dehqan e Scherer, 2010).

A informação do *feedback* para o controle da fala e da voz está relacionada com três aspectos, segundo Yates (1963):

- O *feedback cinestésico* relacionado com o sistema muscular.
- O *feedback proprioceptivo* relacionado com o sistema sensorial.
- O *feedback auditivo* muito importante para o monitoramento e o controle dos aspectos suprassegmentares da fala e da voz, como a frequência fundamental-f_0, a intensidade e a qualidade vocal. Acrescenta o autor que o *feedback* auditivo também tem influência no controle das funções de respiração, de fonação e de articulação.

O monitoramento auditivo parece ser o canal sensorial primário para o controle da f_0 (Hocevar-Boltezar *et al.*, 2005). Déficit na regulação dos aspectos segmentares e suprassegmentares da fala contribui para a redução da inteligibilidade dos falantes surdos. As características suprassegmentares da voz são a frequência fundamental-f_0, a intensidade e a qualidade da voz. Crianças com surdez congênita frequentemente demonstram diferença com relação à f_0. Geralmente apresentam o *pitch* mais alto que as crianças ouvintes, no entanto, podem apresentar o *pitch* mais grave, resultado de uma qualidade vocal monótona, ou podem apresentar variação irregular do *pitch*, resultando em quebras da frequência e mudanças abruptas.

Estudos realizados por Poissant, Peters e Robb (2006), com objetivo de investigar a relação entre medidas perceptivas e acústicas após interrupção do *feedback* auditivo normalmente fornecido aos usuários de implante coclear, demonstraram que na falta do *feedback* cinestésico, as vogais tendem a serem produzidas com menor distinção. Esta falta de distinção foi demonstrada por meio de medidas acústicas com aumento da frequência do primeiro formante – F1 e decréscimo da frequência do segundo formante – F2. Os autores concluíram em seus estudos que as crianças apresentaram alterações acústicas, como dificuldades em controlar a duração na produção das vogais, a frequência fundamental e os formantes em razão da interrupção do *feedback* e da inabilidade do controle neuromuscular dessas informações.

Acrescentam os autores que, quando o *feedback* auditivo é fornecido após o uso do implante coclear, a frequência fundamental da voz demonstra ser uma das características acústicas que mais se aproxima dos padrões de normalidade. O implante coclear não restaura a audição normal, mas fornece pistas auditivas importantes para o *feedback* auditivo nos domínios do tempo, da frequência e da intensidade (Campisi *et al.*, 2005).

Estudo realizado por Seifert *et al.* (2002) investigou a frequência fundamental – f_0 e os três primeiros formantes por meio da vogal /a/ sustentada, de 20 crianças com surdez pré-lingual e acompanhadas em diferentes épocas após a ativação. Os resultados da investigação demonstraram que as crianças implantadas antes de 4 anos apresentaram melhora no controle da voz mais rapidamente do que as crianças implantadas mais tarde e melhor controle acústico sobre sua fala, possibilitando graus normalizados de f_0 e aprimoramento das habilidades articulatórias.

Os surdos congênitos tendem a apresentar a frequência da voz mais aguda que os falantes sem-perda auditiva. A característica da voz do deficiente auditivo está associada ao aumento da intensidade e à grande flutuação na produção da voz, principalmente quando esta necessita ser sustentada. É o que observamos ao avaliar a voz desses indivíduos por meio da vogal sustentada. Esta flutuação também ocorre na fala encadeada, porém é na vogal sustentada onde se mostra mais presente, pois para fazer a sustentação de um som, faz-se necessário um adequado controle da pressão subglótica e da firmeza glótica, sem-esforço à emissão. Há casos em que mesmo os usuários de implante coclear apresentam uma variação de frequência de aproximadamente 7 semitons durante uma vogal sustentada (Souza, 2011).

A variabilidade da frequência fundamental pode estar relacionada com a inabilidade do controle da f_0 que, muitas vezes, pode ocorrer em decorrência da falta do *feedback* auditivo e da habilidade no controle neuromuscular. A ausência da variabilidade causa uma voz monótona, principalmente durante a fala espontânea, enquanto que o seu excesso demonstra, muitas vezes, a instabilidade presente durante uma vogal sustentada, ou mesmo durante a fala encadeada.

Os espectrogramas na página seguinte demonstram o controle da f_0 na vogal sustentada e na fala encadeada (Figs. 4-1 e 4-2).

As espectrografias a seguir demonstram a variabilidade de f_0, da vogal /a/ sustentada e da fala espontânea de uma paciente adulta, com surdez perilingual, usuária de IC há 18 meses, nas fases pré- e pós-fonoterapia (Figs. 4-3 a 4-6).

A ressonância da voz dos deficientes auditivos pode apresentar nasalidade, pois a língua geralmente apresenta-se posteriorizada em razão da ten-

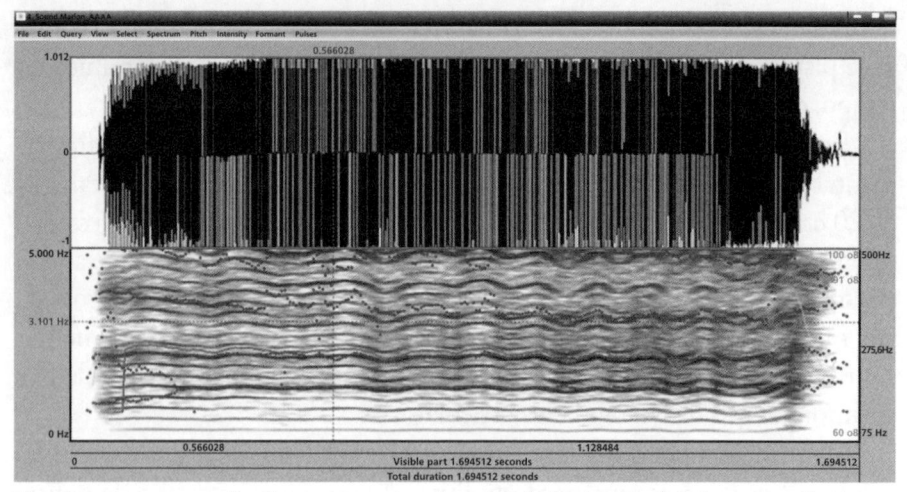

Fig. 4-1. Espectrografia demonstrando a instabilidade da vogal /a/ sustentada de uma criança com surdez profunda, usuária de AASI. Variabilidade da f_0 250 a 280 Hz (3 semitons).

são da laringe, podendo ocasionar alteração na ressonância. O pobre monitoramento da fala resulta em alteração da frequência fundamental – f_0, da intensidade e da duração da voz (Mahmoudi, 2011).

Há relatos na literatura de que alguns parâmetros da voz das crianças com surdez usuárias de implante coclear diferem de maneira considerável

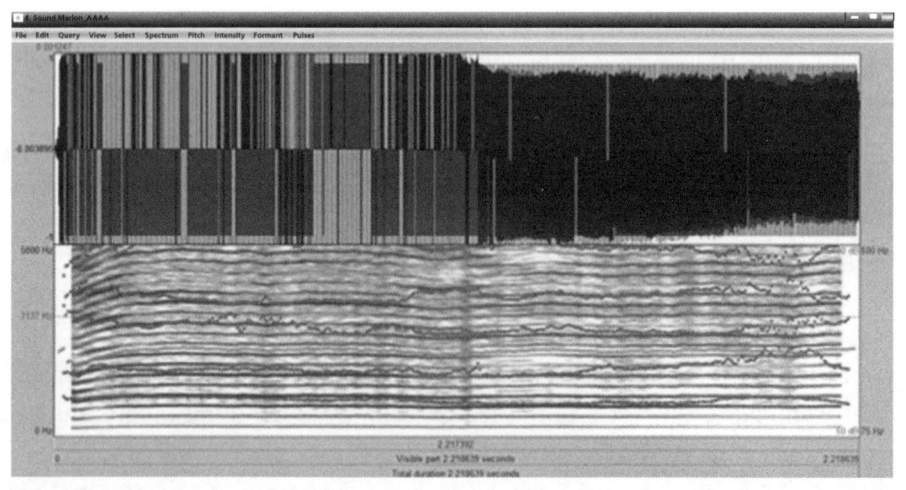

Fig. 4-2. Espectrografia demonstrando melhor estabilidade da vogal /a/ sustentada de uma criança com surdez profunda, usuária de implante coclear. Variabilidade da f_0 251 a 270 Hz (1 semitom).

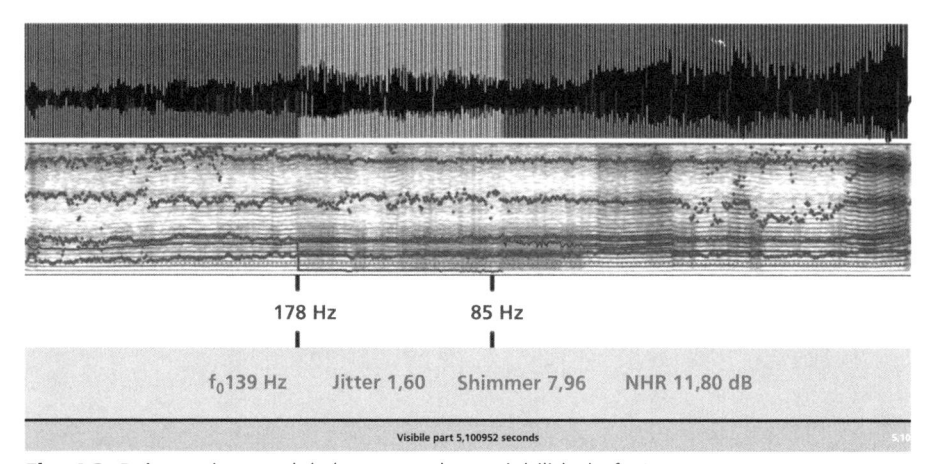

Fig. 4-3. Pré-terapia: vogal /a/ sustentada. Variabilidade f_0 85 Hz a 178 Hz – 7 semitons. Observar tensão a emissão, presença de sub-harmônicos e ruído no espectro.

dos parâmetros da voz de crianças ouvintes (Szyfter *et al.*, 1996; Perrin, Berger-Vachon e Topouzkhanian, 1999). Por outro lado, existem dados na literatura argumentando que a voz das crianças usuárias de implante coclear, após o adequado *feedback*, apresentam as características acústicas próximas da normalidade (Uchanski e Geers, 2003). Autores como Seifert *et al.* (2002) relatam em seus estudos adequada frequência fundamen-

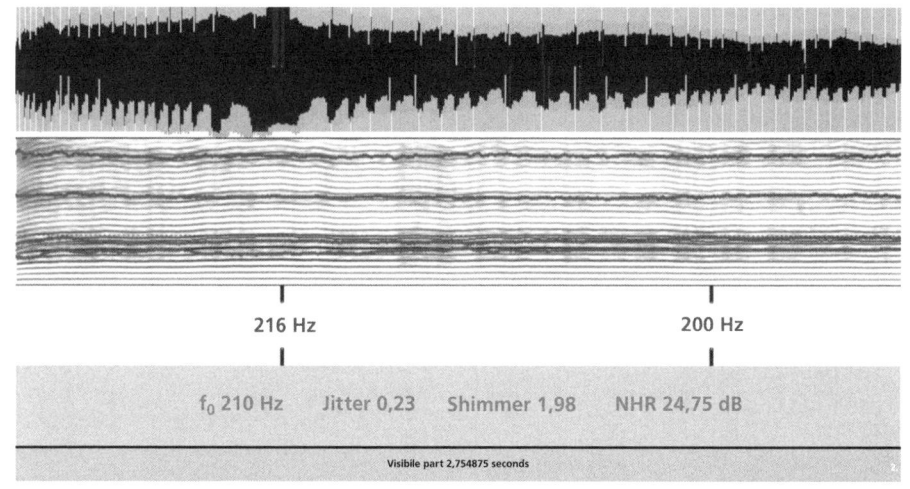

Fig. 4-4. Pós-terapia: vogal /a/ sustentada. Variabilidade da f_0 – 1 semitom, apresentando valores adequados dos parâmetros de f_0, *jitter, shimmer*, NHR e leve instabilidade, sem-tensão e sem-ruído no espectro.

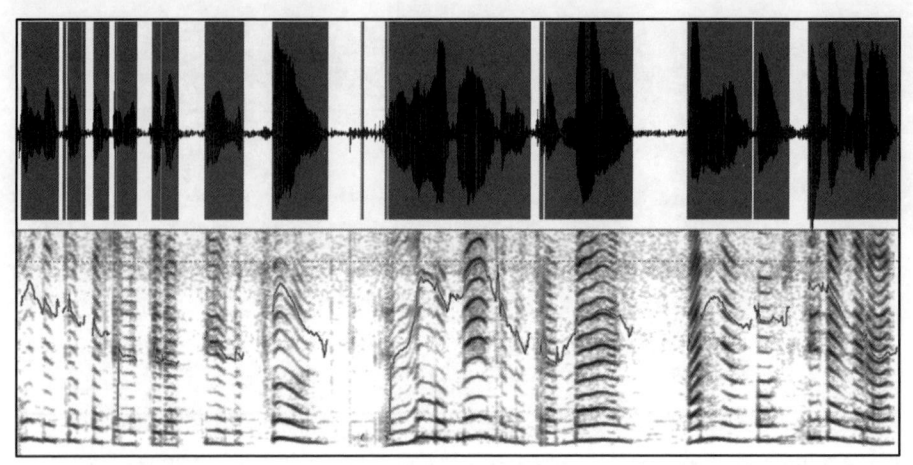

Fig. 4-5. Pré-terapia. Fala espontânea – média da f_0: 324 Hz, demonstrando uma voz com f_0 mais aguda.

tal, enquanto outros autores relatam alta f_0 (Poissant, Peters e Robb, 2006) ou adequada após o uso do implante coclear (Hocevar-Boltezar *et al.*, 2005).

Muitos pesquisadores têm mensurado a frequência fundamental e a variabilidade da intensidade e do *pitch* (Hocevar-Boltezar *et al.*, 2005; Dehqan e Scherer, 2011).

Estudos realizados por Baudonck *et al.* (2010), com o objetivo de determinar a qualidade vocal em 36 crianças com surdez pré-lingual usuárias de

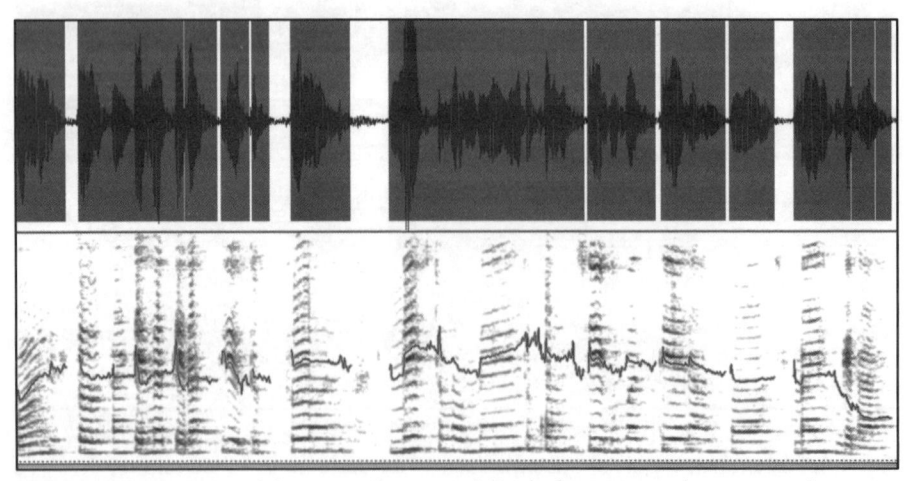

Fig. 4-6. Pós- terapia – fala espontânea – média da f_0: 244 Hz, demonstrando uma voz com f_0 mais grave.

IC, com média de 9 anos de idade, e comparar com a qualidade vocal de 25 crianças surdas usuárias de AASI e 25 crianças ouvintes normais, os resultados mostraram que as crianças usuárias de implante coclear apresentaram uma qualidade vocal objetiva *borderline* correspondendo a 68% do DSI *(dysphonia severity index)* e perceptualmente caracterizada com grau muito leve de rouquidão, aspereza e tensão, embora não significante, com alto grau de *pitch* e intensidade em algumas crianças. As vozes das crianças com implante coclear foram julgadas melhores se comparadas com as crianças usuárias de AASI, mas inferior se comparadas às vozes das crianças ouvintes. Da mesma forma que foram caracterizadas por alta instabilidade se comparadas com vozes de crianças ouvintes e baixa estabilidade se comparadas às vozes das crianças usuárias de AASI.

O grau de deficiência auditiva e o tipo de prótese utilizada também podem determinar os parâmetros de qualidade vocal das crianças surdas. Estudo realizado por Dehqan e Scherer (2011) com o objetivo de comparar os parâmetros vocais acústicos (f_0, *jitter*, *shimmer* e NHR) de um grupo de crianças com perda profunda usuárias de AASI e de seus pares com audição normal, encontraram como resultado valores estatisticamente significantes entre os dois grupos, demonstrando na voz das crianças surdas, alta f_0 refletindo estratégias diferentes de controle do *pitch*, maior instabilidade a fonação e ruído espectral sugerindo menor estabilidade do sistema fonatório.

Déficit na articulação de consoantes e vogais contribui para a redução da inteligibilidade da comunicação do falante surdo, sendo a vogal um dos aspectos importantes para a inteligibilidade. Porém uma melhora na percepção da fala e, consequentemente, na articulação dos fonemas é esperada na fala da criança usuária de implante coclear.

Os diferentes sons da fala são formados pelo sinal da voz e pelas acomodações das estruturas do trato vocal durante a articulação. Com este mecanismo específico os formantes são gerados para cada vogal (Seifert *et al.*, 2002).

As frequências dos formantes são diretamente dependentes das acomodações e da coordenação de ajustes que a língua realiza juntamente com as partes móveis dos órgãos no trato vocal envolvidos na articulação, ou seja, do sistema articulatório – ressonantal. Portanto, todas as configurações das vogais são obtidas por meio desses ajustes motores.

Os formantes são de superior importância para os sons da fala. São eles que determinam a qualidade da vogal e proporcionam maior contribuição para o timbre da voz. Os dois primeiros formantes determinam o colorido da vogal, enquanto que o 3º, 4º e 5º formantes são de grande significado para o timbre pessoal da voz (Sundberg, 1999).

Durante a articulação dos sons vocálicos o trato vocal apresenta uma configuração relativamente aberta se comparada às consoantes que apresentam uma configuração articulatória diferente, pois usam as fontes friccionais. Ou seja, na articulação das vogais a fonte de emissão é sempre glotal, enquanto que as consoantes são produzidas por fontes friccionais na supraglote. Há a participação da fonte glótica somente quando ocorre a articulação de consoantes sonoras.

O que determina uma vogal é a ressonância do trato vocal, pois cada vogal tem um padrão de ressonância diferente. As vogais tem sido descritas de acordo com a forma do trato vocal e seu efeito sobre a localização dos formantes (Behlau, 1997).

A mobilidade da língua durante a articulação das vogais apresenta várias configurações, o que irá implicar nos valores de F1, pois este decresce em frequência na medida em que a cavidade faríngea aumenta pela elevação da língua, aumentando em frequência à medida que a constricção é deslocada para a região posterior do trato vocal.

A diminuição da abertura da cavidade oral durante a produção dos fonemas vocálicos poderá, consequentemente, alterar os valores de F2, que está especificamente relacionado com a cavidade frontal, apresentando a frequência reduzida à medida que a cavidade oral é mais aberta ou alongada, porém quando constrita, há o aumento da frequência de F2 (Russo e Behlau, 1993).

Quando alguma alteração impede o adequado fechamento das pregas vocais, seja pela presença de massa ou tensão, parte do ar irá escapar, criando turbulências harmônicas que irão gerar uma alteração nos formantes e, consequentemente, na qualidade da voz.

O trato vocal pode assumir uma grande variedade de configurações, variedades estas que irão interferir na qualidade dos formantes. A mandíbula é um articulador, pois pode apresentar-se mais aberta ou mais fechada e, em consequência desse movimento, pode alargar ou estreitar a cavidade oral e a faringe (Sundberg, 1999).

A língua é outro articulador, pois ela pode, através de seu movimento, fazer uma constricção na cavidade oral e diminuir a extensão do trato vocal. Os lábios, denominados por ele de 3º articulador, podem apresentar-se mais retraídos ou mais protruídos, proporcionando ao trato vocal a condição de apresentar-se maior ou menor em virtude dessa configuração.

Não só esses articuladores alteram a configuração do trato vocal. Também o abaixamento do véu pode desencadear movimentação da faringe, criando assim o trato nasal, podendo este também ser incluído como ressonador.

A precisão da articulação pode ser aproximadamente estimada pela frequência dos formantes que são determinados pela forma e pelo tamanho do trato vocal. Com o aumento do trato vocal há diminuição da frequência dos formantes. A falta de distinção das vogais é revelada acusticamente por meio das frequências F1 e F2. Esses dois formantes são os mais importantes, pois proporcionam ao ouvinte a condição de identificar a vogal específica. A determinação da frequência de F1 e de F2 oferece a possibilidade de descrever a vogal em termos de alta e baixa ou anterior e posterior, de acordo com a posição da língua na cavidade oral. A articulação das vogais /i/ e /u/ são muito similares na criança DA, porém, fonologicamente, diferente após o uso do implante coclear (Baudonck *et al.*, 2010) (Figs. 4-7 e 4-8).

ACOMODAÇÃO DA LÍNGUA NO TRATO VOCAL

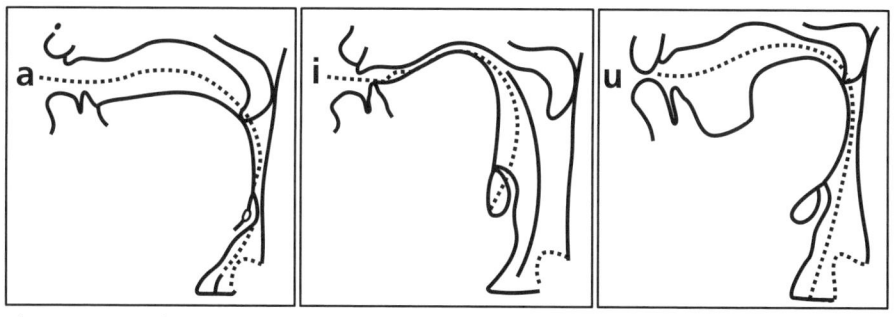

Fig. 4-7. Desenho esquemático da configuração da cavidade oral durante a articulação das vogais: /a/, /i/ e /u/.

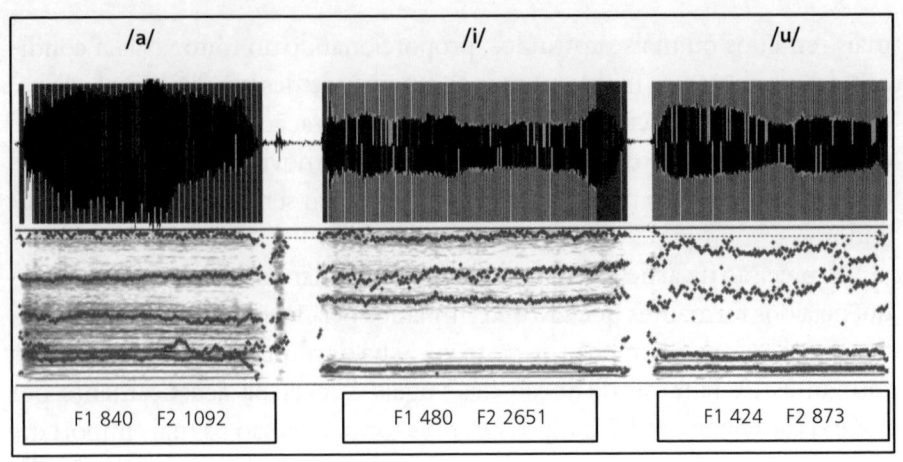

Fig. 4-8. Espectrografia da voz de uma criança usuária de implante coclear, durante a emissão das vogais: /a/, /i/ e /u/.

A análise acústica é uma ferramenta útil para avaliar a voz e a fala, características que contribuem para identificar a inteligibilidade diminuída ou a qualidade de voz inadequada em surdos pré-linguais e perilinguais, usuários de implante coclear.

Para acompanhamento da avaliação e controle das alterações, um protocolo mais individualizado poderia ser usado para maior eficiência das condutas a serem realizadas. Baixas correlações entre as medidas perceptiva e objetiva enfatizam a importância de medidas objetivas para melhor identificar os desvios da voz. Além disso, a análise acústica também pode ser útil para indivíduos com perda auditiva pós-lingual que desenvolveram alterações na voz em decorrência da prolongada privação sensorial (Evans e Diliyski, 2007).

Capítulo 5

Fala e Implante Coclear

A Triagem Auditiva Neonatal tem possibilitado à criança com perda auditiva ser identificada durante o primeiro mês de vida, podendo ser protetizada logo após e, se necessário, ser candidata a obter o implante coclear durante os primeiros anos de vida. Com isso, a criança tem a possibilidade de iniciar desde cedo uma boa experiência auditiva, numa faixa etária tão importante para o desenvolvimento da linguagem.

É razoável supor que a maturação das vias auditivas centrais é uma condição para o desenvolvimento normal das habilidades de linguagem e fala na criança. Se esses caminhos não se desenvolvem normalmente, as habilidades perceptuais que sustentam a produção e percepção da fala não se desenvolvem normalmente (Sharma *et al.*, 2004).

Crianças com perda auditiva são conhecidas por serem mais lentas para desenvolver seu vocabulário expressivo do que seus pares com audição normal, diferindo destes em vários aspectos do desenvolvimento pré-linguístico (Moeller *et al.*, 2007).

Durante os primeiros 2 meses de vida, os recém-nascidos produzem sons de conforto. Esses sons parecem ser precursores da produção vocal. Entre 2 e 3 meses as crianças entram numa fase que aprendem a articular com a região posterior da cavidade oral, adquirindo um repertório de sons como vogais e sons guturais. Entre 4 e 6 meses iniciam as expressões de grunhidos, gritos, sussurros e sons parecidos com vogais isoladas. As sílabas bem formadas aparecem entre 7 e 10 meses, durante o estágio do balbucio canônico. É nesta fase que se iniciam as reduplicações do balbucio como [mamama] ou [papapa]. Este balbucio reduplicado é particularmente muito importante, pois demonstra o primeiro uso de sílabas parecido com o adulto e abre caminho para o desenvolvimento de suas primeiras palavras (Ertmer, Young e Nathani, 2007).

Os primeiros esforços de comunicação da criança com deficiência auditiva são paralelos aos da criança ouvinte normal, no entanto, a duplicação do balbucio pela criança surda não é realizada no mesmo período que ocorre com a criança ouvinte. A intervenção o mais cedo possível, no entanto, aparece para aumentar a probabilidade do surgimento do balbucio canônico mais cedo do que a idade que eles poderiam realizar sem-ajuda. Portanto, a amplificação em idade mais jovem aumenta a possibilidade do aparecimento do balbucio canônico em idades quase no período de aquisição (Sharma *et al.*, 2004; Schramm, Bohnert, Keilmann, 2009).

Estudos realizados pelos autores sobre o desenvolvimento fonético de crianças usuárias de implante coclear comparadas com seus pares ouvintes demonstraram que crianças com déficit na audição foram atrasadas no desenvolvimento das consoantes e da estrutura silábica, o que pode influenciar no índice de aprendizagem inicial das palavras. Acrescentam os autores que o desenvolvimento das fricativas e africadas parece ser um desafio para as crianças com deficiência auditiva, o que pode estar relacionado com os efeitos de perda auditiva neurossensorial na informação de alta frequência, de largura de banda para amplificação e da audição reduzida em contextos de reverberação. Concluíram os autores que o índice lento de mudança no desenvolvimento silábico pode ser um fator de risco para o desenvolvimento da fala nessas crianças.

Pesquisas recentes indicam aumento do repertório dos sons e aumento da acurácia da articulação em indivíduos com perda profunda, usuários de implante coclear, o qual tem demonstrado aumento da sensibilidade auditiva e melhora na percepção e na produção da fala, bem como nas habilidades de linguagem das crianças em idade escolar e pré-escolar. Estudos relatam que crianças que receberam implante coclear em seus primeiros anos de vida, antes dos 4 anos de idade, podem realizar grandes progressos em seu desenvolvimento vocal nos primeiros anos de uso (Ertmer e Jung, 2011).

O início do desenvolvimento vocal é caracterizado pelo surgimento gradual, cada vez mais complexo, de fala como expressões no período entre 18 a 24 meses de vida. Este desenvolvimento pode estar atrasado por vários motivos, dentre eles o déficit de audição, prejudicando o desenvolvimento da linguagem nessas crianças.

O desenvolvimento vocal pré-linguístico é o processo pelo qual bebês e crianças produzem enunciados cada vez mais diversificados, antes de iniciar a produção de palavras, portanto, as crianças usuárias de implante coclear também devem fazer o progresso no desenvolvimento vocal antes que as palavras dominem sua produção falada (Ertmer, Young e Nathani, 2007).

Crianças com surdez pré-lingual deveriam receber o implante o mais cedo possível para facilitar o desenvolvimento das tarefas de percepção e produção da fala, porém vale ressaltar que mesmo utilizando o implante coclear, as crianças não apresentam a mesma sensibilidade que uma criança ouvinte normal. Na maioria dos casos elas não apresentam audição na orelha não implantada e recebem o som por meio de um sinal eletrônico e não acústico, motivo pelo qual o desenvolvimento dessas crianças segue um ritmo diferenciado. Assim, algumas crianças podem levar mais tempo que o esperado para desenvolver a linguagem oral, se o *input* auditivo estiver limitado ou distorcido.

O desenvolvimento pré-linguístico tem sido caracterizado como um processo que consiste em níveis de sobreposição de habilidades de produção da fala em que as vocalizações sem-intenção de fala decresce à medida que as vocalizações de fala como as do adulto aumentam. Avanços no desenvolvimento pré-linguístico vocal são considerados fundamentais para a aquisição da maturidade do sistema fonológico.

O processo de desenvolvimento vocal durante o desenvolvimento típico em bebês tem sido caracterizado como estágio de vocalizações sobrepostas. Stark, citado por Ertmer, Young e Nathani (2007), propôs um modelo de cinco níveis hierárquicos, pelo qual as crianças realizam suas progressões, que pode ser utilizado como um guia na avaliação do desenvolvimento vocal – SAEVED-R *(Stark Assessment of Early Vocal Development - Revised)*.

- 0 a 2 meses – Vocalizações reflexas – sons vegetativos (choro, tosse, soluço, grunhidos)
- 1 a 4 meses – Controle da fonação – sons primitivos parecidos com vogal, porém de pobre qualidade vocal
- 3 a 8 meses – Expansão – grito como choro, produção de vogal e sons parecidos como vogais, consoantes, série de produções primitivas e lentamente combinadas de consoante
- 5 a 10 meses – Sílabas canônicas básicas – cadeia de sílabas únicas com o segmento CV com ou sem duplicação e vocalizações sussurradas

- 9 a 18 meses – Formas avançadas – sílabas fechadas (CVC), sílabas com CCV e CV, produção de ditongos, sílabas foneticamente complexas (CV, VCV, CCV, VCVC, CCVC) e jargão (expressão com mais de duas sílabas-CV), contendo pelo menos dois diferentes tipos de consoante e vogal e a presença de mudança no padrão de entonação ou o aparecimento de tônica durante a série (gagadibidu) com padrão de entonação ascendente.

Existem mecanismos complexos envolvidos no desenvolvimento da fala que são prejudicados pelo déficit na audição. Indivíduos com perda profunda não tem acesso ao adequado *feedback* auditivo fornecido pela condução aérea e óssea, o que resulta na limitação perceptiva da frequência, da intensidade e da duração da informação, acompanhada de pobre desempenho segmental (Bakhshaee *et al.*, 2007).

Um marco importante no desenvolvimento pré-linguístico é o início do balbucio, que pode ser definido como a produção de sequências de consoante-vogal-CV (Schawers *et al.*, 2004), ou a fonação interrompida por duas ou mais articulações (Ertmer, Young e Nathani, 2007). Vocalizações de sílabas isoladas ou reduplicadas.

O início do estágio do balbucio é critico, pois representa o ponto no qual as crianças produzem sílabas fonéticas que podem funcionar como "blocos de construção das palavras" (Schauwers *et al.*, 2004). Argumentam os autores que apesar de os detalhes de uma definição formal de balbucio diferirem quanto ao conteúdo fonético e silábico (se duplicado ou não, se apresenta a sequência de consoante vogal ou vogal e consoante), este estágio pré-linguístico inicia-se no período entre 6 e 10 meses. Não só as restrições anatômicas e fisiológicas, como também percepção auditiva e o adequado *feedback* auditivo parecem determinar o atraso no início do balbucio.

Especialistas acreditam que o início do balbucio canônico é um marco no desenvolvimento e, como tal, um importante indicador de audição normal, pois este tipo de balbucio muitas vezes apresenta-se ausente ou retardado em crianças com déficit de audição (Schramm, Bohnrt e Keilmann, 2009), sendo o atraso ou a ausência desse um possível atraso de fala e de linguagem, impactando a consciência fonológica e o vocabulário expressivo e/ou receptivo (James *et al.*, 2005; Walker e Bas-Ringdahl, 2008).

Se o balbucio canônico é um verdadeiro marco importante, poderá, então, ser útil para avaliar o benefício do implante coclear o mais cedo possível, pois a análise do surgimento e as características do balbucio canônico de crianças que receberam este dispositivo precocemente podem fornecer mais evidências para a normalização da audição, da fala e da linguagem nessas crianças.

Com o objetivo de documentar o desenvolvimento da fala pré-canônica e canônica de crianças que receberam o implante coclear na idade de 16 meses, compararando os resultados com seus pares ouvintes normais, os autores (Schramm, Bohnrt e Keilmann, 2009) realizaram este estudo e obtiveram como resultado que ambos os grupos não só produziram consoantes simples, como também combinações de CV, VC, CC e CVCV. Todas as crianças (implantadas ou não) passaram pela fase pré-canônica (caracterizada pela combinação CCV). O estágio pré-canônico incluiu fonemas nasais /m/ e /n/ seguidos de oclusivos (/b/ e /d/) em combinação com os fonemas vocálicos /e/, /a/, /u/ como as combinações [mne], [nda], [mba], porém, como esperado pelos pesquisadores, houve uma diferença na idade cronológica entre os dois grupos no início do balbucio canônico: crianças ouvintes normais apresentaram o balbucio canônico entre 4 e 9 meses, e o grupo com IC entre 13 e 16 meses (0-4 meses de idade auditiva).

Antes de iniciar a fase canônica (CV) as crianças que receberam o implante coclear não demonstraram ter uma aquisição de fonemas consonantais qualitativamente muito diferente do desenvolvimento das crianças ouvintes normais, porém, quantitativamente, o grupo de crianças ouvintes normais apresentaram maior quantidade de balbucio do que as crianças usuárias de implante coclear. Isso adiciona a evidência de que a implantação o mais cedo possível permite às crianças fazerem ganchos comparáveis no desenvolvimento da fala quando comparadas com seus pares, e até permite que alguns possam alcançá-los.

Nas crianças usuárias de implante coclear, estudos demonstraram que o balbucio inicia após um curto intervalo de 1 a 4 meses após a ativação do dispositivo. Portanto, as crianças que recebem este dispositivo em idade mais jovem têm a possibilidade de desenvolver o balbucio em uma idade cronológica comparada a idades de crianças ouvintes normais (Schawers *et al.*, 2004).

Várias investigações têm mostrado que o aparecimento e a frequência de sílabas canônicas (balbucio) são atrasados em crianças com perda auditiva comparado com aquelas com desenvolvimento normal. Estes estudos indicaram que a aquisição rápida da produção da combinação consoante vogal-CV é impactada pela perda auditiva. Entretanto, quando administrados a intervenção fonoaudiológica e o tempo de maturação, crianças com perdas profundas que usam AASI aprendem a combinar consoante-vogal para a produção do balbucio. Assim, sílabas canônicas podem ser adquiridas por meio de combinação com pistas visuais aprimorando a coordenação motora da fala (Etmer e Jung, 2011).

Um estudo relatado por Schawers *et al.* (2004) apresentou como resultado um curso de tempo muito parecido com o tempo de curso de crianças ouvintes normais para o início do balbucio em criança usuária de implante coclear entre 6 e 18 meses, apresentando o balbucio no período de 1 a 4 meses após a ativação. Observaram que 4 bebês implantados antes de 10 meses de idade iniciaram o balbucio dentro da faixa etária do comportamento típico de crianças ouvintes normais.

O uso de consoantes em vocalizações pré-linguísticas tem mostrado ser um consistente predidor do início da fala e do seu desenvolvimento. A produção constante de consoante no período pré-lexical prepara a criança para a produção da fala (Moeller *et al.*, 2007).

Habilidades pré-verbal e vocal são precursoras essenciais para a compreensão e expressão da linguagem em todas as crianças, sejam elas com déficit de audição ou ouvintes normais (Tait, Nikolopous e Lutman, 2007).

É amplamente conhecido que a idade da implantação é um fator muito importante no desenvolvimento bem-sucedido da linguagem falada. Estudos indicam que existem períodos críticos e sensíveis do SNC que facilitam o uso de informações sensoriais. Insuficiente estimulação durante esses períodos críticos no desenvolvimento de uma criança provavelmente irá levar a apresentar um déficit linguístico na comunicação. Desse modo, quanto mais cedo for implantada uma criança, melhor será o seu desenvolvimento linguístico (Ruben, 1997).

Estudos realizados por Tait, Nikolopous e Lutman (2007) com o objetivo de avaliar os efeitos da idade do implante, no desenvolvimento vocal e nas habilidades pré-verbais auditivas em crianças implantadas, encontraram como resultado que estas habilidades desenvolvem mais rapidamente em crianças implantadas entre 1 e 2 anos de idade, se comparadas com crianças implantadas em idades mais avançadas.

Os autores Ertmer e Jung (2011) realizaram uma investigação examinando o tempo de curso e a sequência do desenvolvimento vocal pré-linguístico durante o primeiro ano de experiência com o implante coclear, em 30 crianças implantadas entre 8 e 35 meses e 11 crianças com o desenvolvimento vocal típico. As expressões das crianças foram classificadas nas 3 categorias. Somente os protofones foram analisados – vocalizações pré-canônicas; sílabas canônicas básicas e forma avançada de vocalização (SAEVD-R). Os resultados demonstram que o progresso relativamente rápido das crianças usuárias de implante coclear sugere que o período inicial de privação auditiva não foi o suficiente para apresentar consequência negativa no desenvolvimento vocal pré-linguístico dessas crianças. Ou seja, a privação auditiva em idade muito jovem não trouxe impacto negativo no início do desenvolvimento da fala dessas crianças.

Com relação ao término do período do desenvolvimento vocal, os autores fazem três observações.

1. Na maioria dos casos, as crianças que são implantadas em idade mais avançada apresentam um curso de tempo progressivamente mais curto para o término do desenvolvimento vocal. Isto é, crianças implantadas em idades mais tardia tendem a fazer progresso mais rápido do que as foram implantadas mais cedo.
2. Crianças que receberam implante coclear em idades mais jovens frequentemente completaram o processo do desenvolvimento vocal em idades cronológicas mais jovens que aquelas implantadas em idade mais tardia. Assim, embora o processo tenha levado mais tempo em crianças implantadas mais jovens, a maioria concluiu o processo mais cedo do que as crianças implantadas mais tardiamente.
3. Um dos resultados dos seus estudos sugere que as crianças que apresentam maior quantidade de resíduo auditivo antes do implante (e se estes limiares são de aproximadamente 90 db) e que tenham estabelecido o nível 4 (SAEVD-R – sílabas canônicas básicas) antes da implantação podem mostrar ganhos muito rápidos após a ativação do implante coclear.

Capítulo 6

Inteligibilidade de Fala

O controle auditivo é importante também na regulação da respiração, fonação e articulação durante a fala. Déficit de articulação de consoantes e vogais contribui para a redução da inteligibilidade de fala em indivíduos com déficit auditivo, sendo a vogal especialmente crucial para a inteligibilidade. Estudos sugerem que a produção das vogais não começa a melhorar antes de 3 meses de uso do implante coclear (Langereis *et al.*, 1997).

Perda auditiva severa e/ou profunda em crianças pequenas resulta em pobre habilidade de percepção e produção da fala. O implante coclear para estas crianças permite significante melhora quanto à percepção e, consequentemente, quanto à produção da fala. A habilidade de percepção da fala pode ser considerada como o resultado mais importante do implante coclear (Calmels *et al.*, 2004).

O controle da audição fornecido pelo implante coclear proporciona melhora na qualidade da articulação em crianças com surdez pré-lingual, pois a plasticidade do controle neuromuscular e suas habilidades adaptam a nova situação. Em adultos com surdez pós-lingual, o padrão de articulação já estava desenvolvido e automatizado antes de serem acometidos pela surdez, motivo pelo qual há uma pequena melhora na articulação desses indivíduos após o uso do implante coclear (Hocevar-Baltezar *et al.*, 2008).

Embora o implante coclear facilite, principalmente, a percepção de fala, é também um importante auxiliar no desenvolvimentos dos aspectos da produção da fala e, consequentemente, no desenvolvimento de uma fala inteligível. Entendendo a inteligibilidade de fala como o produto comum entre o falante e o ouvinte, fornecendo uma estreita aproximação da situação cotidiana de comunicação, pela maneira como um indivíduo pode compreender o outro (Peng *et al.*, 2004).

O termo inteligibilidade de fala é definido por vários autores:

- A inteligibilidade de fala está relacionada com o quanto a mensagem de um falante é recuperada pelo ouvinte e a compreensão dessas informações disponibilizadas pelo enunciado do falante (Bunton, 2001).
- O que é entendido pelo ouvinte durante a realização fonética da fala (Bodt, Hernandez-Díaz e Heyninh, 2002).
- É o produto da interação de uma série de processos como a fonação, a articulação, a ressonância e a prosódia (Baudonck, Dhooge e Lierde, 2010).

Estudos sobre a inteligibilidade da fala de usuários de implante coclear datam de 1990 a 1998 e foram revisados por Svirsky e Chin em 2000. Esses estudos mostraram dois principais resultados:

1. Os resultados da inteligibilidade de fala melhoram após a implantação, progredindo de acordo com o tempo de uso do implante coclear.
2. O implante coclear favorece o desenvolvimento da inteligibilidade de fala, dependendo dos fatores como a duração do uso, a idade da implantação e a quantidade de audição residual.

Para uma criança usuária de implante coclear o aumento da inteligibilidade de fala está associado ao aumento da idade cronológica e do tempo de uso do dispositivo (Chin, Tsai e Gao, 2003). Ou seja, as crianças que foram implantadas em idades mais precoces e apresentam uma idade cronológica mais desenvolvida, consequentemente dispõem de maior tempo de experiência auditiva e, portanto, maiores serão as possibilidades de obter uma fala mais inteligível.

Um estudo realizado por Calmels *et al.* (2004) teve como objetivo avaliar a percepção e a inteligibilidade de fala a longo prazo de 63 crianças surdas pré-linguais usuárias de implante coclear, durante o período de 5 anos após a ativação do implante. Para avaliar a inteligibilidade de fala, foram utilizados os critérios da escala SIR *(Speech Intelligibility Rating)* (anexo) e para percepção o teste TEPP *(Teste for the Evaluation of Voice Perception and Production)*. Os resultados demonstraram um significante desenvolvimento na percepção e na inteligibilidade da fala. A percepção em conjunto fechado foi progressivamente mais rápida que em conjunto aberto. Quanto à inteligibilidade, esta teve progresso contínuo durante os 5 anos após a implantação e pareceu continuar progredindo após este intervalo de tempo.

Muitos estudos sobre a qualidade de fala de crianças com perda auditiva foram classificados de acordo com o julgamento de ouvintes usando o critérios do SIR *(Speech Intelligibility Rating)*. Usando estes critérios o indivíduo é classificado em um dos cinco níveis qualitativos com base em sua inteligibilidade de fala. Muitas vezes, os testes subjetivos não mostram a significante diferença entre crianças usuárias de implante coclear e seus pares ouvintes normais, mas é possível para estabelecer a correlação entre avaliações objetivas e subjetivas para avaliar a voz do usuário de implante coclear (Mahmoudi *et al.*, 2011).

No entanto, a variabilidade dos testes das pesquisas e dos resultados encontrados demonstra claramente que vários fatores contribuem para o sucesso do implante coclear que não seja somente o tempo de privação sensorial, a idade que a criança foi submetida ao implante e o tempo de uso do implante coclear. Outros fatores também contribuem para o sucesso do implante coclear e o desenvolvimento da comunicação do seu usuário. Na literatura estes dados não são ponderados uniformemente, pois variam de acordo com o objetivo de cada investigação.

Os aspectos mais relevantes citados na literatura estão elencados a seguir:

- A idade em que a perda auditiva foi instalada: autores citam que na deficiência auditiva pré-lingual, os resultados serão mais promissores de acordo com a idade em que a criança foi implantada (Bevilacqua *et al.*, 2011).
- O tempo de privação sensorial: a maturação normal das vias auditivas centrais é uma condição prévia para o desenvolvimento da fala e da linguagem. Ou seja, se não houver um desenvolvimento maturacional normal, presumivelmente as habilidades perceptuais que fundamentam a percepção e produção da fala não se desenvolvem normalmente (Sharma *et al.*, 2004).
- O número de células remanescentes do gânglio espiral, a colocação dos eletrodos e sua profundidade de inserção de acordo com a permeabilidade da cóclea, a dinâmica da amplitude elétrica e processamento de sinais (Watzman, 2001).
- O tempo de uso do implante coclear.
- Fatores educacionais e sociais, como a motivação do usuário, envolvimento familiar e o nível de desenvolvimento cognitivo da criança: a terapia fonoaudiológica adequada para o caso, para que o desenvolvimen-

to das habilidades auditivas e da linguagem oral sejam o foco do trabalho desse profissional. Os membros da família também são de grande importância nesse processo, pois são eles que proporcionarão o modelo liguístico, durante a maior parte do tempo da rotina da criança (Bevilacqua *et al.*, 2011).

- Acompanhamento após a cirurgia pela equipe, essencialmente pelo médico e o fonaudiólogo. Avaliação clínica médica periódica no mínimo uma vez por ano. O monitoramento do implante coclear deve ser feito pela fonoaudióloga a cada 2 ou 3 meses no primeiro ano após a ativação e em intervalos maiores de acordo com o tempo de uso, por meio da telemetria, do mapeamento e balanceamento dos eletrodos.
- A manutenção dos componentes externos deve ser realizada constantemente, como cabos, antenas e o processador de fala (Bevilacqua *et al.*, 2011).

Portanto, como podemos observar, vários são os aspectos que contribuem para o sucesso do implante coclear, e não somente a idade da ativação e o tempo de privação sensorial. O acompanhamento da criança pelos profissionais da equipe, a terapia especializada regular e o envolvimento familiar durante todo o período e, principalmente, nos períodos iniciais, facilitando o início das vocalizações e ganho no vocabulário da linguagem oral, com certeza farão toda a diferença no desenvolvimento da comunicação da criança.

Capítulo 7

Prosódia

A prosódia refere-se aos aspectos musicais da fala, incluindo a melodia (entonação) e o ritmo (acento e duração). Teóricos têm sugerido que a prosódia emerge do desenvolvimento pré-linguístico utilizando-se do *pitch* para sinalizar a emoção (Thompson, Schellenbeg e Husin, 2004).

A prosódia está relacionada com a entonação, sendo representada por meio da frequência fundamental, do ritmo (incluindo neste a duração e a intensidade), e do acento lexical (incluindo neste a energia e a duração) e tonal (Gurlekian, comunicação pessoal, 2005).

Os recursos da prosódia na fala vão além do segmento fonético e referem-se aos padrões de ritmo na entonação da fala, e são também denominados de aspectos suprassegmentares. As características suprassegmentares da fala são de fundamental importância no processo de compreensão da mensagem. Elas permitem que o ouvinte interprete as intenções comunicativas do falante, como a diferenciação entre uma pergunta ou uma afirmação.

A entonação é um aspecto crucial tanto para as línguas tonais (onde a entonação leva o significado lexical) como também apresenta grande importância em outras línguas. É um componente importante da prosódia e desempenha importante papel no início do desenvolvimento da linguagem.

Na audição normal, as principais pistas do *pitch* da voz derivam da habilidade da audição periférica em dividir o estímulo da fala em um grande número de canais de frequência (Green *et al.*, 2005). A percepção das características suprassegmentares são realizadas por meio de um envelope tempo-energia do sinal de fala e suas informações de frequência. Ouvintes percebem a entonação de uma sentença, principalmente através das mudanças de frequência. Ao longo destas mudanças, aspectos de tempo e de intensidade também mudam, servindo como pistas acústicas no processo de percepção (Most e Peled, 2011).

A percepção da tensão de uma sílaba, de uma palavra ou desta em uma frase, também, é realizada pela percepção do tempo, por meio do envelope de energia do sinal de fala e das informações fundamentais da frequência.

A sílaba tônica ou a palavra enfatizada é caracterizada por maior frequência fundamental, maior duração e maior amplitude. Nos traços prosódicos, denominado por Collou e Leite (1994) de elementos não lineares, o acento está na dimensão da palavra, enquanto que a entonação se limita à dimensão da frase (Mira Mateus *et al.*, 1990).

Em uma avaliação perceptiva da voz do deficiente auditivo, várias dimensões da prosódia devem ser incluídas, devendo estas envolver a combinação entre respiração, voz e articulação:

- *Pitch:* pode apresentar com variação, estabilidade ou flutuação excessiva.
- *Loudness:* a alteração mais frequentemente encontrada nesses indivíduos é a voz forte, podendo ser decorrentes esforços musculares distintos. Tanto a hipertonia de pregas vocais pode impedir a criação da pressão subglótica suficiente, quanto o excesso de constricção laríngea pode acarretar a redução no fluxo transglótico. Ambas as condições são responsáveis pelo desequilíbrio da intensidade.
- *Intensidade:* está relacionada com o aumento e a diminuição da energia do fluxo aéreo durante a fala, ou seja, em uma situação de duração e tensão da sílaba tônica, há modificação dessa energia de acordo com a acentuação da palavra ou da ênfase que se quer dar na frase.
- *Energia:* está intimamente associada à intensidade e à sílaba tônica, e aumenta sobre a sílaba da palavra, que veicula a acentuação.
- *Duração:* a duração da sílaba acentuada é determinada pelo acento lexical, ou seja, pela sílaba tônica, que apresenta maior duração do que as demais sílabas da palavra.

A criança deficiente auditiva pode não controlar a manutenção da velocidade, apresentando flutuações desta, não demonstrando ênfase apropriada para o contexto. O comprimento frasal geralmente aparece suprimido pelo fluxo de ar inadequado.

O termo prosódia frequentemente é usado em discussão do desempenho vocal do usuário de implante coclear. Os termos ritmo, melodia e inflexão são usados em associação à descrição da prosódia da fala. Os termos *pitch* e intensidade podem ser incluídos na entonação, enquanto duração, acentuação, tempo e pistas temporais são aspectos do ritmo. Tempo, duração e intensidade são componentes da tensão (Owens, 1989). Argumenta o autor que algumas confusões surgem com relação a essas nomenclaturas porque muito desses termos são usados alternadamente e porque a habilidade de identificar os elementos prosódicos é medido pela palavra individualmente e não pela execução do discurso.

Na palavra em curso, ou numa combinação de palavras a longo prazo, três elementos da prosódia são incluídos: a *entonação*, que é a sensação de aumento ou diminuição do *pitch*; a *acentuação*, responsável pela sensação de intensidade e duração entre sequência de sílabas, e as pausas, que proporcionam a localização e a duração, sendo estas relacionadas com o ritmo.

Crianças com audição normal demonstram habilidade de contrastar a entonação e outras habilidades da prosódia da fala em suas vocalizações ou expressões em idade muito jovem. Com o aumento da idade, mostram progresso no seu domínio da entonação e outros componentes prosódicos da fala. No entanto, percepção e produção da entonação e outros aspectos da prosódia da fala podem ser desafiantes para crianças usuárias de implante coclear, em razão da limitação parcial que ocorre nos dispositivos quanto à informação do tom de voz, bem como as limitações do sistema auditivo humano com simulação elétrica (Peng, Tomblin e Turner, 2008).

Estudo longitudinal realizado por Leden e Flipsen (2007), com o objetivo de analisar a prosódia de 6 crianças usuárias de implante coclear, utilizando o teste *Prosody Voice Screening Profile* (PVSP), mostrou com resultados que os aspectos mais problemáticos da prosódia para essas crianças foi o uso do acento (lexical e frasal) e a qualidade de ressonância de suas vozes. Quanto ao acento, 96,7% das sentenças inadequadas foram demonstradas com acento excessivo, sem acentuação ou com acento desviado. Quanto à ressonância, os resultados revelaram que 89,8% apresentaram a ressonância do tipo nasofaríngea, com movimentos lentos e imprecisos da língua, predominando o uso da região posterior da cavidade oral. Os resultados demonstraram que o *pitch* não foi um problema significativo para essas crianças, no entanto, semelhante às crianças com perda auditiva sem o uso de implante coclear, o uso do acento, ou seja, a tônica das palavras e a qualidade de ressonância foram, claramente, um problema para as crianças desse estudo.

Os autores sugerem, com base no resultado de suas pesquisas, que os fonoaudiólogos que atendem a esta população devem manter um forte foco no uso da acentuação e na qualidade da ressonância, durante a reabilitação dessas crianças.

No entanto, estudos (Cousineau *et al.*, 2010) advogam que a percepção do *pitch* tem sido extensivamente estudada nas crianças usuárias de implante coclear, utilizando tarefas de discriminação de pares de sons. Quando comparadas essas tarefas com crianças ouvintes normais, o desempenho dos implantados é relativamente pobre. Tarefas envolvendo sequência de *pitch* como a percepção de melodia ou análise do cenário auditivo também são, normalmente, difíceis para os usuário de implante coclear.

O objetivo principal do implante coclear é permitir a inteligibilidade de fala, no entanto, segundo estudos na literatura, outras habilidades auditivas podem necessitar de estímulos acústicos que não estejam altamente disponíveis para o usuário de implante coclear. Em particular, a percepção do *pitch* parece estar comprometida (Drennan e Rubstein, 2008), tornando-se um aspecto que deve ser levado em conta, uma vez que o *pitch* é essencial para a percepção da fala (entonação), para a percepção musical (melodia) e análise do cenário auditivo (transmissão do discurso na presença de ruído) (Cousineau *et al.*, 2010).

Looi *et al.* (2004) constataram em seus estudos que a capacidade dos sujeitos para classificar o *pitch* estava relacionado com sua capacidade em reconhecer melodias. No entanto, acrescenta o autor, que o processamento da sequência do *pitch* por si só já é prejudicado em usuários de implante coclear.

Sendo a prosódia uma combinação de duração, intensidade e frequência, várias atividades podem ser realizadas com as crianças usuárias de implante coclear no sentido de realçar a habilidade de produzir diferentes padrões de duração durante as vozalizações, como presença e ausência de som, som mais curto, som mais longo, vários sons curtos por um tempo e logo após um som longo, aprimorando, assim, esta habilidade na criança.

Atividades direcionadas para experienciar diferentes intensidades envolvidas pela comunicação oral da criança também estimulam essa combinação utilizando-se de brincadeiras de sons com intensidades diferentes, mais forte ou mais fraca. Associar a combinação de um som mais forte e com um som mais curto, ou um som mais longo e mais fraco. Essa atividade pode ser aprimorada por meio de brincadeiras, contação de histórias, com diferentes padrões de voz e intensidade. A experiência com vozes com intensidades diferentes pode influenciar as suas habilidades e percepção da *loudness*.

Por fim, a frequência, a informação do *pitch*, está muito relacionada com o estado emocional, o sexo, a idade, características que podem ser estimuladas no sentido de realçar essas diferenças para as crianças, no sentido de aprimorar suas habilidades comunicativas quanto à prosódia de modo geral. Nesse sentido, acredita-se que essas estratégias poderão proporcionar à criança a condição de poder produzir um som alto ou baixo, quando for solicitada, a apresentar variedade de vocalização, a ter mais facilidade de acentuação adequada na ênfase da palavra e desta na frase, enfim, a desenvolver suas caracterítcas prosódicas em sua comunicação.

Capítulo 8

(Re)Habilitação

Este capítulo visa relatar tópicos relacionados com a (re)habilitação do usuário de implante coclear.

Neste sentido, a (re)habilitação é referida por Robbins (2009) como o treinamento do sistema auditivo dos pacientes para que estes sejam capazes de estar alertas para interpretar os sinais transmitidos pelo implante coclear, com o objetivo de alcançar a competência comunicativa. Os impulsos elétricos gerados pelo implante coclear são úteis para a comunicação somente se o usuário aprender a interpretar esses impulsos com significado, independente se esses estímulos são da fala ou mesmo do ambiente.

No processo terapêutico o envolvimento dos pais é universalmente reconhecido como o fator que influencia os resultados do desenvolvimento da linguagem dos seus filhos.

A natureza e o grau de comprometimento da família no processo de (re)habilitação é decisivo para o progresso do desenvolvimento das habilidades auditivas e da linguagem oral. A intervenção da criança deve ser realizada no contexto familiar, pois quanto menor for a criança, maiores serão as necessidades do envolvimento da família nesse processo (Bevilacqua e Formigoni, 2005).

Com relação às habilidades auditivas, a literatura sugere que estas devem ser realizadas numa sequência gradativa, proporcionando à criança a oportunidade de passar pelas mesmas etapas auditivas que vivencia uma criança com audição normal (Bevilacqua e Formigoni, 2005):

- *Detecção auditiva:* perceber a presença e a ausência do som é a base para as demais habilidades auditivas. Nesse sentido, é importante chamar sempre a atenção da criança para a presença e a ausência do som. O tempo em que a criança percebe a presença e ausência do som irá depender de cada criança; no entanto, em crianças usuárias de implante coclear, geralmente esta habilidade é adquirida semanas após a estimulação inicial. Vale ressaltar que as atividades devem ser sempre acompanhadas de uma atividade motora, principalmente com atividades de jogos vocálicos e silábicos.

- *Discriminação auditiva:* discriminar dois ou mais sons; se estes sons são iguais ou diferentes. Nesta habilidade, pode-se trabalhar com sons de objetos, discriminação auditiva de vogais e curvas melódicas. O objetivo dessa habilidade é proporcionar à criança condições de perceber as diferenças entre um som curto e um som longo, um som alto e outro baixo, um som grosso (grave) de um som fino (agudo), um som com ritmo lento e outro com ritmo mais acelerado, proporcionando uma percepção acústica mais refinada.

Essas atividades podem ser desenvolvidas utilizando-se de materiais e os associando à dinâmica do movimento. Para o som grave, andar com passos mais fortes, e para sons agudos, utilizar de movimentos mais suaves. Para sons graves o uso de um cilindro mais grosso, e para sons agudos cilindros mais finos. Um som curto, por exemplo, pode ser representado por um bloco de madeira menor, e um som longo por um bloco de madeira maior. Um som curto pode ser representado por uma linha no chão, mais curta, para a criança andar, e um som longo, uma linha mais comprida.

- *Reconhecimento dos sons:* o reconhecimento do som está relacionado com o conhecimento da criança com relação àquele som, ou seja, qual a sua fonte geradora. Por exemplo: Quem fez este barulho? Foi um cachorro? Foi um gato?

Para este nível de trabalho são propostas duas etapas: uma introdutória e outra avançada (Bevilacqua e Formigoni, 2005; Brazorotto, 2005). Na etapa introdutória, o terapeuta vai apresentar à criança atividades de múltipla escolha, ou seja, dois ou mais elementos são apresentados à criança e ela deve escolher. As opções de respostas estão definidas diante da criança, por exemplo: vários animais em miniatura, a criança devendo escolher o animal que faz o barulho que ela acabou de ouvir.

Na etapa avançada, a apresentação dos sons é realizada em conjunto aberto, ou seja, as opções de respostas não são definidas. Para essa atividade é necessário que a criança tenha vivenciado uma experiência auditiva para que tenha condições de associar o som à sua fonte.

- *Compreensão auditiva:* habilidade de entender as mensagens acústicas. Nesta habilidade estão incluídos: responder perguntas, seguir comandos, contar histórias. Espera-se, nessa fase, que a criança estabeleça o diálogo sem fazer uso da repetição do que ouve (Bevilacqua e Formigoni, 2005).

Robbins (2009) propõe 12 premissas de orientação que constituem a base para a reabilitação de crianças com surdez pré-lingual, usuárias de implante coclear. Essas premissas são uma síntese de resultados de pesquisas e de experiência clínica.

Premissas 1 e 2: objetivos globais

1ª Premissa: a criança deve aprender a agregar significado ao que é ouvido por meio do implante coclear.

- Para aprender a linguagem falada por meio do implante coclear, duas condições devem ser atendidas:
  - O ouvinte deve ter acesso auditivo suficiente (não necessariamente perfeito) aos códigos da linguagem, ou seja, vogais, consoantes e padrões suprassegmentares, que compõem a linguagem, e ser capaz de ouvir uma linguagem a fim de aprendê-la.
  - Os sons devem, gradualmente, assumir um significado para a criança. O implante coclear fornece o acesso aos elementos da linguagem falada para seus usuários; no entanto, a habilidade de fazer sentido desses elementos não é garantida somente por seu uso.

2ª Premissa: o objetivo final para todas as crianças surdas, incluindo as que são usuárias de implante coclear, é a competência comunicativa.

- Isso significa dizer que a criança pode, adequadamente, expressar e entender a comunicação humana em um nível proporcional à sua idade auditiva e cognitiva.

Premissas 3, 4 e 5: ambiente de aprendizagem

3ª Premissa: habilidades aprendidas no ambiente de terapia devem ser transferidas para o ambiente familiar, para a sala de aula e para outros locais da vida cotidiana da criança.

- Estudos e experiências clínicas apoiam o argumento de que os pais são os primeiros agentes modificadores da competência comunicativa e do desenvolvimento de suas crianças. Os clínicos têm o papel de ajudar aos pais a facilitarem o progresso da comunicação do seu filho.

4ª Premissa: sessões de reabilitação devem integrar os objetivos da fala, da linguagem, da percepção e da pragmática dentro de um ambiente que tenha um apropriado contexto social e emocional.

- Nosso desafio em reabilitação é direcionado a essas metas, mas para fazer isso é necessária a integração de várias peças de um todo.

5ª Premissa: os pais são os que mais influenciam no progresso da criança.

Premissas 6, 7, 8, 9 e 10: conteúdo e experiência

6ª Premissa: quase todas as crianças usuárias de implante coclear requerem uma combinação entre a instrução direcionada e a aprendizagem incidental para adquirirem a linguagem falada.

- Mesmo com o sinal auditivo melhorado fornecido pelo implante coclear, essas crianças precisam de treinamento sistemático para alcançarem seu potencial auditivo pleno.

7ª Premissa: uma abordagem diagnóstica para a terapia produz maior benefício tanto para as crianças e os pais, quanto para os professores.

- Tal abordagem procura identificar o que a criança pode fazer e ajustar o nível da dificuldade das diferentes tarefas.

8ª Premissa: o conteúdo do programa de educação de uma criança deveria ser utilizado como material de reabilitação para o máximo reforço e o uso mais eficiente do tempo de aprendizagem.

- Em vez de usar estímulos não relacionados com outros objetivos da criança, os clínicos são encorajados a usar conceitos, vocabulário, músicas e outros materiais atualizados de sala de aula no âmbito das atividades de terapia.

9ª Premissa: a música é uma experiência auditiva complexa, que acontece com o desenvolvimento da linguagem e da fala e, assim, deveria ser integrada dentro da intervenção.

- A experiência clínica apoia fortemente a música como componente integral em lugar de ser um domínio separado da reabilitação da criança com implante coclear. Embora a música, muitas vezes, seja colocada secundariamente à reabilitação auditiva, ela cruza os domínios da comunicação e beneficia a criança de muitas maneiras, incluindo na articulação, na acurácia suprassegmentar, no desenvolvimento da linguagem, no desenvolvimento auditivo, nas relações sociais e a troca de turno, e no ambiente cultural.

10ª Premissa: bebês e crianças implantadas requerem uma abordagem bastante diferente das crianças implantadas em idade mais tardia.

- A comunicação se desenvolve a partir dos estados afetivos, da atenção conjunta e de intenções compartilhadas pelo bebê e pelo cuidador. As habilidades comunicativas que se desenvolvem durante a infância formam a base da linguagem emergente.

Premissas 11 e 12: monitoramento e progresso

11ª Premissa: marcos auditivos que foram estabelecidos para o primeiro ano de uso do implante coclear devem ser usados como sinal de atenção, um "alerta", quando estão progredindo a um ritmo mais lento do que o esperado, de modo a intervir o mais cedo possível.

12ª Premissa: ferramenta formal de avaliação, embora importante para monitorar o progresso, pode desenhar um quadro de uma inadequada competência global da linguagem da criança. O problema não é o teste, argumenta o autor, o problema maior é a interpretação do teste, pois os testes podem não ser sensíveis às demandas mais sutis e de nível mais alto de interferência.

Assim, programas que enfatizem a utilização significativa da audição são mais efetivos quando utilizam uma abordagem integrada para a terapia. Os vários aspectos da competência comunicativa, como ouvir, falar a linguagem e a pragmática, estão entrelaçados na reabilitação e ocorrem, sempre que possível, dentro de um contexto socioemocional (Robbins, 2009).

A produção da voz e da fala envolvem inúmeros processos de regulação. A estabilização desses processos tem seu início na infância e requer informações motoras dos caminhos para a articulação e informações sensoriais.

A informação sensorial é obtida por meio do adequado *feedback* auditivo, que também interfere na correção e no aprimoramento do controle muscular dos órgãos envolvidos na produção vocal (Madeira e Tomita, 2010).

Na hipótese teórica de Perkell *et al.* (2000), cada palavra é composta de um conjunto de segmentos representados no Sistema Nervoso Central como alvos acústicos, compostos de vários parâmetros como intensidade, frequência fundamental e padrões articulatórios para atingir tais sons. Esses parâmetros nomeados pelo autor de "modelos internos" são adquiridos durante o processo de desenvolvimento da linguagem na infância e na adolescência, envolvendo a relação entre formato e movimento do trato vocal e a consequência desses sobre os parâmetros acústicos da voz.

O modelo interno é controlado por meio do adequado *feedback* auditivo, e a falta deste demonstra as dificuldades articulatórias encontradas nas crianças com surdez pré-lingual, pois estas não puderam adquirir o "modelo interno" durante o seu desenvolvimento. Essas dificuldades são minimizadas nos indivíduos com surdez pós-lingual, pois, em outro momento, puderam construir seu "modelo interno" da articulação e da voz no processo de produção que adquiriram quando podiam ouvir.

A escuta da própria fala e da fala dos outros é importante para o desenvolvimento da linguagem e a manutenção da precisão articulatória. A constatação de que a precisão das vogais e das consoantes pode persistir inalterada por um tempo relativamente longo após o início da surdez, suporta a existência do "mapeamento neural" bem formado entre o sistema motor e os sinais acústicos. No entanto, a surdez afeta mais rapidamente os parâmetros de produção dos mecanismos do controle suprassegmentar (altura e intensidade) do que a produção do controle segmentar, demonstrando que o controle desses parâmetros é mais sensível ao *feedback* acústico.

A constatação de que a precisão do controle segmentar persiste inalterada por mais tempo que o controle dos parâmetros suprassegmentares suporta a existência de um mapeamento bem formado entre o sistema motor e os sinais acústicos dos segmentos. Isso implica dizer que os mecanismos envolvidos no controle suprassegmentar podem ser diferentes do controle relacionado com a produção segmental. O controle desses parâmetros (segmentar) pode ser mais diretamente sensível ao *feedback* acústico (Perkell *et al.*, 1997).

Nesse sentido, a terapia vocal para os usuários de implante coclear deve enfatizar a habilidade de percepção vocal, tanto no que diz respeito ao *feedback* auditivo, quanto ao *feedback* cinestésico e proprioceptivo (Yates, 1963).

Vários estudos apontam que os falantes com surdez pré-lingual frequentemente produzem sua fala com sílabas isoladas e alguns autores citam que a terapia pode contribuir para este problema, pois o resultado de uma ênfase excessiva em sílabas individuais, em detrimento do agrupamento rítmico da fala e respiração adequada, podem proporcionar este tipo de comunicação (Nickerson, 1975; Tye-Murray, 1987).

Laver *et al.* (1981) enfatizam que a qualidade da voz de um indivíduo é afetada pela sua constituição anatômica e pelos padrões musculares aprendidos e desenvolvidos ao longo do tempo. Os autores propuseram um procedimento de avaliação – Análise do Perfil Vocal (APV) que pode ser aplicado a todos os falantes. Este procedimento permite que sejam avaliados tanto os parâmetros laríngeos quanto os supralaríngeos, que interferem na voz; por exemplo, de acordo com a postura do corpo da língua, haverá como produto uma qualidade de ressonância diferente.

A amplitude dos movimentos dos articuladores também deverá ser avaliada. Dentre estes, é citado o tônus muscular e as características posturais relacionadas com os lábios, a língua, a faringe e a laringe.

As diferentes características entre os perfis vocais de indivíduos surdos e ouvintes podem ser relacionados em quatro grupos, conforme citam os autores.

- *Características supralaríngeas (extensão dos movimentos):* falantes surdos geralmente apresentam movimentos reduzidos de língua, lábios e mandíbula.
- *Características da frequência e da intensidade:* falantes surdos apresentam estreita variação de frequência e menor medida da variação de intensidade.
- *Características relacionadas com a tensão:* a maioria dos surdos apresenta constrição faríngea, o que caracteriza o desequilíbrio de ressonância apresentado.
- *Características relacionadas com a fonação:* a alta incidência de tensão laríngea apresentada por estes indivíduos ocasiona a incidência de estridência na voz.

Esses perfis ajudam ao fonoaudiólogo, durante a avaliação, a nortear a melhor abordagem na fonoterapia, possibilitando uma compreensão acerca dos ajustes utilizados durante a produção da voz e da fala.

Vale ressaltar que a qualidade vocal não está relacionada somente com a frequência da voz e deve ser avaliada em conjunto com a dinâmica da articulação da fala do paciente. Muitas crianças com surdez usuárias de AASI ou de implante coclear podem apresentar dificuldades quanto ao controle de sonoridade da frequência e da variação de intensidade.

Capítulo 9

Adequação da Qualidade Vocal do Indivíduo Surdo

A terapia de voz do indivíduo com surdez, seja pré-lingual, perilingual ou pós-lingual, é administrada um pouco diferente das terapias direcionadas para indivíduos disfônicos, no entanto, o objetivo das técnicas específicas é o de reduzir os desequilíbrios encontrados na fala e na voz. Muitas vezes esses pacientes apresentam a necessidade de uma adequação vocal pautada no equilíbrio da ressonância, na prosódia, nos mecanismos de articulação, que muitas vezes afetam sua comunicação.

Geralmente, o paciente com uma perda leve a moderada apresenta alterações relacionadas com o equilíbrio de ressonância e sinergia articulatória, no entanto, o maior grau de perda auditiva leva o indivíduo a apresentar alterações de ressonância, de altura, de qualidade vocal, de velocidade e ritmo de fala.

São escassas na literatura pesquisas que buscam demonstrar a efetividade das técnicas com objetivo de proporcionar melhor qualidade vocal em indivíduos surdos, no entanto, é possível, por meio das técnicas usadas para a terapia de voz, lançar mão dos resultados obtidos em pesquisas que visaram a reabilitação das alterações vocais e propor uma abordagem utilizando-se dessas técnicas para a reabilitação da voz desses pacientes. É uma prática que requer do terapeuta conhecimento da aplicabilidade desses recursos na terapia com esses pacientes.

Bommarito (2000) realizou um estudo com 20 indivíduos com surdez de grau severo a profundo, para verificar o efeito de um método de terapia de voz na qualidade vocal e inteligibilidade de fala desses indivíduos. Os resultados demonstraram redução da f_0 e adequação da média dos valores de *jitter* e *shimmer* e dos valores da energia do ruído glótico.

Um outro estudo realizado por Fomin (1998), com o objetivo de verificar o efeito de um programa intensivo de técnica vocal na voz e na inteligibilidade de 10 falantes deficientes auditivos. A autora concluiu que a voz apresentou melhoras significantes quanto à redução de aspereza e rouquidão, no entanto, não foi detectada melhora na inteligibilidade de fala.

Os exercícios escolhidos como estratégia para adequar a qualidade da voz e da fala baseiam-se na necessidade de cada paciente. Como citado na literatura, geralmente, o indivíduo com surdez apresenta como qualidade vocal omissão e ensurdecimento de consoantes, substituição de nasal por sua oral cognata, imprecisão na articulação das vogais e consoantes, hipernasalidade, tendência para prolongar excessivamente as vogais, estridência, elevados valores de frequência fundamental, desequilíbrio de ressonância e irregularidades no ritmo da fala (Prado, 2007).

Durante a avaliação é possível compreender a correlação entre a qualidade da comunicação e os ajustes realizados. É importante lembrar que no indivíduo surdo há o desequilíbrio dos ajustes glótico e supraglótico, ou seja, alterações tanto na fonte quanto no filtro.

Com base nesses desequilíbrios vocais, torna-se pertinente a escolha de técnicas e exercícios que visem melhor adequação da qualidade vocal e controle da musculatura articulatória, algumas listadas a seguir:

Os indivíduos surdos, geralmente, apresentam um padrão da laringe alta no pescoço, com aumento da tensão da musculatura e da frequência fundamental. Os exercícios relacionados com as técnicas do **"b" prolongado, da manipulação digital da laringe e da emissão de vogais posteriores**, proporcionam melhor posicionamento da laringe no pescoço, redução da f_0 e postura mais relaxada da musculatura extrínseca da laringe.

- *Técnica do 'b' prolongado:* esta técnica foi descrita por Elliot *et al.*, em 1992, sendo utilizada para alterar a posição vertical da laringe no pescoço. O objetivo dessa técnica é o de soltar a laringe no pescoço e, consequentemente, obter a redução da f_0 e aumento do tempo máximo de fonação.

Esta técnica pode apresentar variações com exercícios de emissão do 'b' prolongado 3 vezes acompanhado de vogais e vogais combinadas, proporcionando ao paciente vivenciar a percepção do som aliado à posição da laringe mais baixa no pescoço.

- *Técnica da manipulação digital da laringe:* esta técnica apresenta como objetivo reduzir a hipertonicidade laríngea, reduzindo levemente a frequência fundamental. É realizada a massagem na musculatura perilaríngea com movimentos descendentes (Morrison e Ramage, 1993).

Esta técnica pode ser realizada sem a vocalização ou com a vocalização de vogais emitidas pelo paciente, proporcionando a percepção da emissão de um som com posicionamento mais adequado da laringe.

- *Técnica de emissão utilizando as vogais posteriores [o] e [u]* (Beuttenmuller, comunicação pessoal, 2000): tem como objetivo reduzir a frequência fundamental da voz pela sustentação da laringe em posição mais baixa no pescoço. Proporciona aumento do trato vocal e redução da f_0.

Para execução dessa técnica o paciente deve abaixar a cabeça (estando o queixo em contato com a laringe) e articular as vogais [o] e [u]. A variação dessa técnica de ir levantando a cabeça enquanto produz as vogais, palavras ou pequenas frases, proporciona ao paciente a percepção do tom de voz mais grave durante a emissão de palavras e pequenas frases.

Em decorrência do inadequado padrão ressonantal desses pacientes, ocasionado pela tensão da musculatura e postura dos órgãos articulatórios – língua, lábios e mandíbula as técnicas apresentadas a seguir apresentam como objetivo minimizar essas alterações:

- *Técnica dos sons vibrantes* (descrita por Belhau e Pontes, 1995): tem como objetivo a facilitação de uma emissão com menos tensão e maior equilíbrio da ressonância. Provoca mobilização da mucosa das pregas vocais e estabelece o equilíbrio entre as forças aerodinâmicas e mioelásticas da laringe.

Esta técnica pode ser realizada com projeção dos lábios, proporcionando maior flexibilidade da mucosa associada a aumento do trato vocal, reduzindo a frequência fundamental.

- *Técnica dos sons nasais* (Behlau *et al.*, 2005): é uma técnica empregada, tradicionalmente, para reduzir o esforço à emissão, também conhecida como *técnica de ressonância*. A emissão desse som nasal proporciona maior dissipação de energia no trato vocal, deslocando o foco de ressonância de anterior para posterior, reduzindo a tensão laríngea.

Esta técnica pode ser realizada com movimentos mastigatórios, proporcionando movimentos amplos da mandíbula, dissipando maior quantidade de energia na cavidade oral, sendo seguida de vogais e vogais combinadas.

A falta do adequado *feedback* auditivo também interfere na correção e no aprimoramento do controle muscular dos órgãos envolvidos na produção vocal, consequentemente no controle da voz e da fala e na estabilidade dos sons produzidos por esses pacientes. Para minimizar esses efeitos, sugerimos a execução da técnica **dos sons fricativos sonoros e a da voz salmodiada**.

- *Técnica dos sons fricativos sonoros:* esta técnica favorece a emissão da voz com maior estabilidade, proporcionando menores desvios acústicos.

Pode ser utilizada com transição de fricativas surdas para fricativas sonoras, possibilitando ao indivíduo surdo, melhor percepção da sonoridade dos sons: "xxxxxxjjjjjjjjjjjjjjjj, ssssszzzzzzzzzz, ffffffffffffvvvvvv".

Uma outra variação pode ser realizada com a produção de palavras que são iniciadas por fricativas sonoras, com maior duração na produção da fricativa. Por exemplo: [jjjjjjjjjjjjjjjjanela; jjjjjjjjjjjjjjacaré, jjjjjjjjjjjjjjaula].

O uso dos sons fricativos surdos e sonoros sendo produzidos alternadamente propiciam melhor controle da coordenação pneumofonoarticulatória.

- *Técnica da voz salmodiada:* esta técnica tem como meta reduzir o ataque vocal brusco, aumentar a resistência vocal e quebrar o padrão habitual da voz.

A técnica de voz salmodiada é uma grande aliada na redução do hipercinetismo vocal. Sugere-se que para esta técnica sejam introduzidas frases em que predominem os fonemas /m/, /l/, /l/, pois estes facilitam a continuidade da emissão, facilitando, assim, a execução e a efetividade desta técnica (Pinho, 1996 – Comunicação pessoal) Por exemplo: Olha a ilha. Molha a malha. Malha o milho.

Para a voz monótona, irregularidade do ritmo, geralmente encontrados nesses pacientes, que apresentam monoaltura e monointensidade, ou mesmo variação excessiva da frequência e da intensidade, seria adequada a utilização de técnicas que visem à proporcionar ao paciente o controle consciente com relação à dinâmica vocal.

- *Técnica de modulação de frequência e de intensidade* (Behlau et al., 2005): esta técnica apresenta como objetivo reduzir a qualidade monótona da voz tão frequentemente encontrada em indivíduos com surdez.

Esta técnica pode ser empregada com vogais combinadas com diferentes padrões de acentuação (ui ui ui ui ui ui; aiu aiu aiu aiu) e a utilização de frases marcadas com relação à frequência e à intensidade, frases interrogativas e frases com marcadores ascendentes e descendentes, favorecendo, assim, a percepção do paciente tanto no que diz respeito aos ajustes articulatórios, quanto à percepção da musculatura envolvida na produção de diferentes ajustes motores.

Em virtude das dificuldades apresentadas por indivíduos surdos com relação à articulação e aos diversos ajustes articulatórios, principalmente relacionadas com a configuração das vogais, facilitando a adequada postura da língua, é que são propostas as técnicas abaixo.

- *Técnica de leitura somente de vogais* (Behlau et al., 2005): apresenta como objetivo a redução da constrição do trato vocal e potencializa a postura adequada da língua durante a emissão das vogais. Consiste na leitura somente de vogais de palavras e frases simples, com modulações de acordo com o sentido das frases.

Para esta técnica, é importante observar nos pacientes deficientes auditivos a correta postura da língua, que geralmente apresenta-se posteriorizada e abaixada, modificando a amplitude dos formantes e gerando desequilíbrio de ressonância.

Dentre as características encontradas na comunicação dos surdos, a literatura aponta a dificuldade que esses encontram com relação à sonorização das consoantes. A característica primária que distingue uma consoante sonora de uma consoante surda é o VOT *(voice onset time)*.

Indivíduos com surdez pós-lingual tiveram acesso aos modelos de linguagem e ao som de sua própria voz. Eles foram capazes de desenvolver as representações fonêmicas como os modelos neurais e a relação dessas com os comandos motores. No entanto, falantes com surdez pré-lingual, especialmente aqueles que nasceram surdos, não tiveram a oportunidade de adquirir um modelo interno das relações entre as articulações e as suas consequências sensoriais (Lane e Perkell, 2005). No entanto, autores argumentam que o uso do implante coclear pode contribuir para a distinção dessas consoantes (Blamey *et al.*, 2001).

Nesse sentido, a prática clínica tem demonstrado que o trabalho de sonorização dessas consoantes pode ser obtido por meio da emissão da vogal mais lentamente, precedendo a consoante que precisa ser sonorizada, pois os usuários de implante coclear apresentam melhor controle na articulação das vogais após o uso do implante coclear (Hocevar-Boltezar, 2008), e estas podem ser usadas para introduzir a sonoridade nas consoantes em que esses indivíduos possam vir a apresentar dificuldade de produção.

Como ferramenta auxiliar, os programas de análise acústica têm sido excelentes recursos para demonstrar ao paciente, alguns em tempo-real, a dessonorização que ele apresenta ao produzir um fonema sonoro, como também para exercitar o início da sonorização na produção das consoantes. Sugerimos o início desse exercício utilizando o fonema /ʒ/, pois este apresenta frequência mais grave, por ser sonoro, e melhor acomodação do trato vocal, sendo de maior facilidade para o paciente.

As espectrografias abaixo demonstram, em segundos, o tempo de emissão da vogal /a/ antes de uma consoante surda e antes de uma consoante sonora, revelando que a vogal que precede a consoante sonora apresenta um tempo maior do que a vogal produzida antes de uma consoante surda, demonstrando que seu prolongamento pode beneficiar a sonoridade de uma consoante que é produzida dessonorizada pelo paciente (Figs. 9-1 e 9-2).

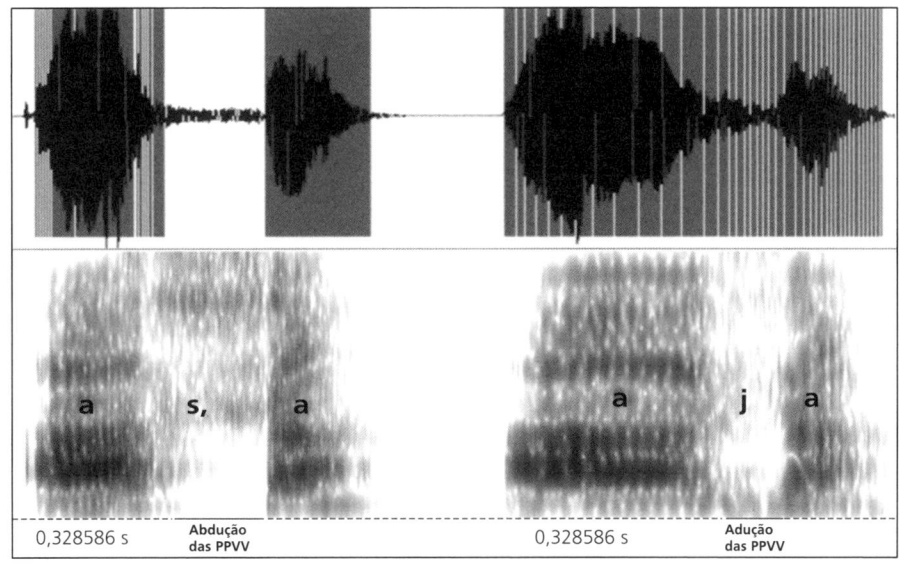

Adequação da Qualidade Vocal do Indivíduo Surdo

Fig. 9-1. Espectrografia da emissão das palavras acha e aja.

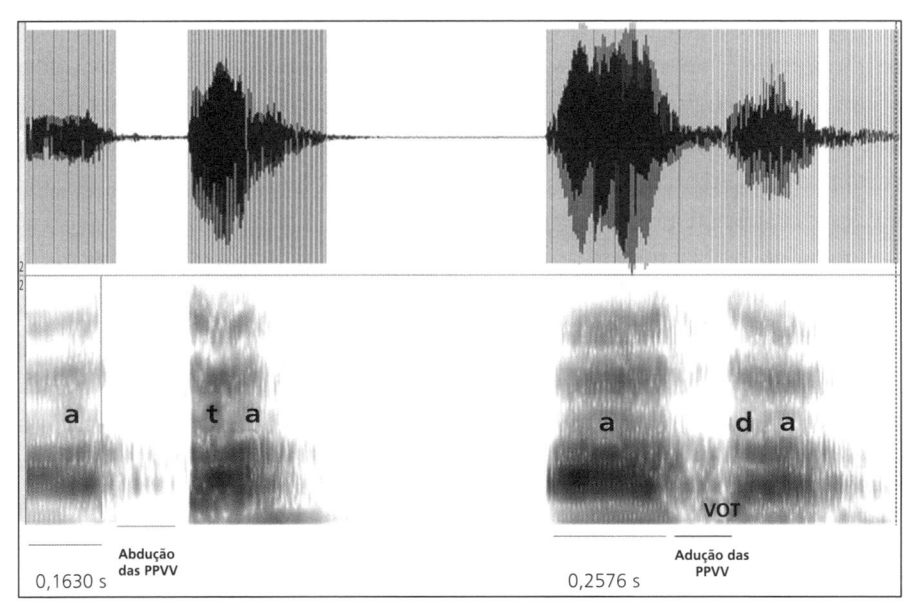

Fig. 9-2. Espectrografia da emissão das palavras ata e ada.

Estudos têm demonstrado (Hassan *et al.*, 2011), em seus resultados, que o implante coclear aprimora o controle de produção da voz, especialmente o controle momento a momento do *pitch* e da *loudness*, que são refletidos nos parâmetros acústicos analisados. No entanto, acrescentam os autores que é obvio que a implantação em idade o mais cedo possível, ou mesmo, logo após a perda auditiva, apresenta melhores resultados quanto ao controle da voz. Recomendam os autores que a reabilitação auditiva deve ser administrada de *"mãos dadas"* com a terapia de voz.

Concordamos com os argumentos de diversos autores acima mencionados, quando citam que muitos fatores interferem no sucesso e na *performance* desses pacientes: a idade do implante, a presença de audição residual pré-implante coclear, a terapia especializada e a participação da família e da escola enfatizando a audição e a linguagem, após o uso do implante coclear. Ressaltamos, no entanto, que caso um desses fatores se desvincule dos demais, com certeza haverá desequilíbrio no desenvolvimento da comunicação dessas crianças.

Vale ressaltar que nem todo usuário de implante coclear irá apresentar alterações relacionadas com a voz; no entanto, faz-se necessário levar em conta, durante a avaliação e a (re)habilitação, que essas alterações certamente irão interferir de maneira significativa na comunicação desses indivíduos, sejam eles pré- ou pós-linguais. Portanto, o objetivo de adequar a qualidade vocal desses usuários deve fazer parte do olhar do terapeuta na tentativa de minimizar as alterações apresentadas, fazendo parte da proposta terapêutica desses especialistas.

Sabe-se que a fonoterapia e a aprendizagem incidental apresentam muitas vantagens para o paciente usuário de implante coclear; no entanto, quanto a saber as condutas terapêuticas, exigidas para cada indivíduo, faz parte da arte de diagnosticar, conduzir e tratar, dentro da ciência da nossa profissão.

Anexo

Category	Speech inteligibility rating criteria
5	Connected speech is intelligible to all listeners Child is understood easily in everyday contexts
4	Connected speech is intelligible to a listeners who has a little experience of a deaf person's speech
3	Connected speech is intelligible to a listeners who concentrates and lip-reads
2	Connected speech is unintelligible. Intelligible speech is developing in single words when context and lip-reading cues are available
1	Connected speech is unintelligible Prerecognizable words in spoken language Primary mode of communication may be manual

Fonte: Bakhshaee M; Ghasemi MM; Shakeri MT; Tayarani NRH; Tale MR (2007).

Categoria	Critério de Inteligibilidade de Fala
5	A fala encadeada é inteligível para todos que ouvem a criança A criança é facilmente entendida em todos os contextos
4	A fala encadeada é inteligível para o ouvinte que tem alguma experiência com falantes com deficiência auditiva
3	A fala encadeada é inteligível para o ouvinte que se concentra na leitura labial
2	A fala encadeada é ininteligível. A inteligibilidade de fala é desenvolvida por palavras simples, quando o contexto ou quando pistas de leitura labial estão disponíveis
1	A fala encadeada é ininteligível Palavras pré-reconhecíveis na língua falada Principal modo de comunicação pode ser manual

Índice Remissivo

Os números em *itálico* são referentes a figuras.

A
AASI (Aparelhos de Amplificação Sonora Individual), 2
Acomodação
 da língua, 27
  no trato vocal, 27
   do deficiente auditivo, 27
Adequação
 da qualidade vocal, 55-62
 do indivíduo surdo, 55-62
Articulação
 das vogais, 27
  configuração na, 27
   da cavidade oral, 27

C
Cavidade
 oral, 27
  configuração da, 27
   na articulação das vogais, 27

D
Deficiente
 auditivo, 17-28
  voz do, 17-28
   acomodação da língua, 27
    no trato vocal, 27

E
Espectrografia
 da emissão das palavras, *61*
  acha, *61*
  ada, *61*
  aja, *61*
  ata, *61*
 da estabilidade, 22
  da vogal |a|, *22*
 da instabilidade, 22
  da vogal |a|, *22*
 da voz, *28*
  de criança, *28*
   com IC, *28*

F
Fala
 e IC, 29-35
 em usuários, 7-10
  de IC, 7-10
 espontânea, *24*
  pós-terapia, *24*
  pré-terapia, *24*
 inteligibilidade de, 37-40, 63
  critério de, 63

I

IC (Implante Coclear), 7
  criança com, *28*
    voz de, *28*
      espectrografia da, *28*
  fala e, 29-35
  usuários de, 7-10
    fala em, 7-10
    voz em, 7-10
Indivíduo
  surdo, 55-62
    qualidade vocal do, 55-62
      adequação da, 55-62
Inteligibilidade
  de fala, 37-40, 63
    critério de, 63

L

Língua
  acomodação da, 27
    no trato vocal, 27
      do deficiente auditivo, 27

M

Músculo(s)
  laríngeos, 12, *13*, *14*
    extrínsecos, *13*, *14*
      infra-hióideos, *14*
      supra-hióideos, *13*
    na produção da voz, 12

P

Palavra(s)
  emissão das, *61*
    espectrografia das, *61*
      acha, *61*
      ada, *61*
      aja, *61*
      ata, *61*
Produção
  da voz, 11-16
    músculos laríngeos, 12
Prosódia, 41-45

Q

Qualidade
  vocal, 55-62
    adequação da, 55-62
      do indivíduo surdo, 55-62

R

(Re)Habilitação, 47-54

T

Trato
  vocal, 27
    acomodação da língua no, 27
      do deficiente auditivo, 27

U

Usuário(s)
  de IC, 7-10
    fala em, 7-10
    voz em, 7-10

V

Vogal(is)
  |a|, *22*, *23*
    espectrografia da, *22*
      estabilidade da, *22*
      instabilidade da, *22*
    sustentada, *23*
      pós-terapia, *23*
  articulação das, 27
    configuração na, 27
      da cavidade oral, 27
Voz
  do deficiente auditivo, 17-28
    acomodação da língua, 27
      no trato vocal, 27
  em usuários, 7-10
    de IC, 7-10
  produção da, 11-16
    músculos laríngeos, 12